Biesinger Die Behandlung von Ohrgeräuschen

Meinen Patienten

Dr. med. Eberhard Biesinger

Die Behandlung von Ohrgeräuschen

Was Tinnitus-Patienten
das Leben leichter macht

TRIAS THIEME HIPPOKRATES ENKE

Anschrift des Autors:

Dr. med. Eberhard Biesinger
Maxplatz 5
83278 Traunstein

Umschlagzeichnung:
Cyclus · D+P Loenicker, Stuttgart

Textzeichnungen:
Friedrich Hartmann, Nagold

Die Deutsche Bibliothek – CIP-Einheitsaufnahme

Biesinger, Eberhard:
Die Behandlung von Ohrgeräuschen : was Tinnitus-Patienten das Leben leichter macht / Eberhard Biesinger. [Textzeichn.: Friedrich Hartmann]. – Stuttgart : TRIAS Thieme Hippokrates Enke, 1996

Wichtiger Hinweis: Wie jede Wissenschaft ist die Medizin ständigen Entwicklungen unterworfen. Forschung und klinische Erfahrung erweitern unsere Erkenntnisse, insbesondere was Behandlung und medikamentöse Therapie anbelangt. Soweit in diesem Werk eine Dosierung oder eine Applikation erwähnt wird, darf der Leser zwar darauf vertrauen, daß Autoren, Herausgeber und Verlag große Sorgfalt darauf verwandt haben, daß diese Angabe **dem Wissensstand bei Fertigstellung des Werkes** entspricht.
Für Angaben über Dosierungsanweisungen und Applikationsformen kann vom Verlag jedoch keine Gewähr übernommen werden. **Jeder Benutzer ist angehalten,** durch sorgfältige Prüfung der Beipackzettel der verwendeten Präparate und gegebenenfalls nach Konsultation eines Spezialisten festzustellen, ob die dort gegebene Empfehlung für Dosierungen oder die Beachtung von Kontraindikationen gegenüber der Angabe in diesem Buch abweicht. Eine solche Prüfung ist besonders wichtig bei selten verwendeten Präparaten oder solchen, die neu auf den Markt gebracht worden sind. **Jede Dosierung oder Applikation erfolgt auf eigene Gefahr des Benutzers.** Autoren und Verlag appellieren an jeden Benutzer, ihm etwa auffallende Ungenauigkeiten dem Verlag mitzuteilen.

Gedruckt auf chlorfrei gebleichtem Papier

Satz und Druck:
Druckhaus Götz GmbH,
71636 Ludwigsburg
(CCS Textline, Linotronic 630)

ISBN 3-89373-364-7 2 3 4 5 6

Geleitwort

Es gibt Bücher, die das Ergebnis einer neuen Entwicklung sind, und andere, die eine neue Entwicklung einleiten, wie beispielsweise der Vorgänger dieses Buches. 1986 erschien im TRIAS-Verlag das erste deutsche Tinnitus-Buch von Dr. Franz-Josef Ganz unter dem Titel »Ohrgeräusche«. Ein Buch, dessen Bedeutung für die Entwicklung der letzten 10 Jahre gar nicht hoch genug eingeschätzt werden kann. Es ermutigte und motivierte mich, bereits im Jahre seines Erscheinens die Deutsche Tinnitus-Liga ins Leben zu rufen.

Das Wissen um die große Not von unzähligen Tinnitus-Betroffenen in Deutschland hat in der Zwischenzeit zahlreiche Mediziner und Psychologen auf den Plan gerufen, Menschen, an die sich die Betroffenen wenden können. Das sind zugleich aber oft auch Personen, die sich mit ihrem hohen Engagement ohne ausreichende Ressourcen als Einzelkämpfer vorkommen oder doch vorkommen müßten, wären sie nicht untereinander freundschaftlich verbunden und gäbe es die Tinnitus-Liga nicht.

Inzwischen gibt es zahlreiche, zum Teil hervorragende Bücher, und auch an sonstigen Informationen ist kein Mangel. Wir wissen heute, wie wichtig eine umfassende und zuverlässige Information nicht nur für Ärzte und sonstige Therapeuten, sondern auch insbesondere für die Betroffenen selbst ist, um ihnen ihre Ängste zu nehmen und sie auf einen hilfreichen Weg zu bringen. Und doch, oder gerade deswegen, fällt es dem Fachmann wie dem Betroffenen oft noch schwer, einen geordneten Überblick zu bekommen und Wege zu den Schwerpunkten zu finden. Das ist ganz natürlich. Mark Twain hat einmal gesagt, die Beseitigung des Unwissens habe erst einmal ein großes Durcheinander zur Folge (Every kind of research is replacement of ignorance with confusion).

Da gibt es nun dieses Buch von Eberhard Biesinger, dem ich mich durch unsere gemeinsame Arbeit für die Tinnitus-Betroffenen sehr verbunden fühle. Sein Buch hat mich sehr berührt, und ich bin glücklich und erleichtert, daß es geschrieben wurde. Erleichterung empfand ich deshalb, weil ich auf ein solches Buch schon lange gewartet hatte, auf ein Buch, mit dem wir, unsere Liga und ihre fachlichen Freunde, eine längst anstehende neue Entwicklung einleiten können.

In seiner ebenso liebevollen wie sorgfältigen Darstellung fand ich vieles von dem wieder, was mir schon seit langem als Wegweisung für meine Mitbetroffenen und deren fachliche Ansprechpartner wichtig erschien, ohne daß ich es aber verbindlich und zuverlässig hätte artikulieren können. Die

Lektüre des Buches kam mir deshalb wie die Wanderschaft durch ein bekanntes Gelände vor, mit immer neuen, unbekannten Ausblicken. Begriffe, mit denen ich mich bisher vertraut glaubte, erhielten eine neue, sinnvolle Bedeutung, begannen von innen zu leuchten und neuen Zusammenhängen den Weg zu weisen.

Dieses Buch ist ein gutes Buch. Fachleute werden hier den roten Faden für ihre Therapiebemühungen finden und die Betroffenen den Weg zu den »richtigen« Therapien, die sie möglicherweise im Laufe der Zeit zusammenstellen werden. Es eröffnet sich aber zugleich der Weg zu sich selbst, zu den eigenen Selbstheilungskräften und zu einem neuen Selbstgefühl.

Dieses Buch macht aktiv. Es bringt nicht nur Informationen, sondern es zeigt Zusammenhänge und konkrete Besserungs- und sogar Heilungschancen auf, insbesondere auch durch die neue Tinnitus-Retraining-Therapie (TRT). Das wird unsere Mitbetroffenen von dem lähmenden Gefühl der Hilflosigkeit befreien und sie mit viel Hoffnung und Ausdauer erfüllen. Mit Hilfe dieses Ratgebers können sie das längst überholte ärztliche Achselzucken nach erfolgloser Akutbehandlung Lügen strafen, wonach der Betroffene nun »damit leben« müsse, weil man nichts mehr für ihn tun könne.

Dieses Buch ist – jedenfalls in Deutschland – schließlich auch ein mutiges Buch. Es bezieht die alternativen Therapiemöglichkeiten bis hin zu den nach den Erkenntnissen der Psycho-Neuroimmunologie möglicherweise gar nicht so sinnlosen Bachblüten ohne Scheuklappen in die Therapiebemühungen ein und gibt dem mündigen Patienten die Möglichkeit, ihren oft ergänzenden Stellenwert abzuschätzen.

So ist dieses Buch also auch ein »ganzheitliches« Buch und ein Buch der Selbsthilfe, das für alle, die Hilfe suchen und Hilfe geben könnten, ein wichtiges Buch sein wird. Später wird man vielleicht einmal sagen, es habe am Anfang einer neuen »Tinnitus-Epoche« in Deutschland gestanden: Alles hat seine Zeit.

Hans Knör
Präsident der Deutschen Tinnitus-Liga

Ich habe auch Muscheln; in mancher steckt ein Ohr,
das hört und rauscht.

Else Lasker-Schüler

Danksagung

Dieses Buch ist gewachsen in mir. Es ist gewachsen aus der Begegnung mit vielen Tinnitusbetroffenen, meinen Patienten. Es ist gewachsen aus den Wurzeln meiner HNO-ärztlichen Ausbildung bei Prof. Plester in Tübingen, der mir stets Vorbild in der klinischen Tätigkeit war und mir ein ausgezeichnetes operatives Rüstzeug mitgab. Unter Prof. Zenner erschloß sich mir die Welt der Grundlagenforschung und des Innenohres. Unter seiner Leitung als Oberarzt an der Universitäts-HNO-Klinik in Tübingen lernte ich, welcher Idealismus und welche Geduld für eine wissenschaftliche Arbeit nötig sind! Diese Wurzeln eröffneten mir schließlich die ungemein befriedigende jetzige Tätigkeit in unserer Gemeinschaftspraxis in Traunstein. Das Miteinander in der Versorgung und Betreuung unserer Patienten hat die kreative Arbeit um das Thema ermöglicht. Nur mit der Toleranz und der aktiven Unterstützung meiner Partner, Christian Heiden und Rolf Höing, ist es möglich, daß ich mich einem Krankheitsbild unseres Fachgebietes in dieser Form widmen kann. Schließlich danke ich Ross Coles und Jonathan Hazell aus England für ihre jahrelange wissenschaftliche Tätigkeit und die Vermittlung ihrer Erfahrungen mit der Retrainingtherapie.

In diesem Buch ist viel die Rede von gesunder Partnerschaft, einem positiven Umfeld und sozialer Unterstützung als Voraussetzung für ein Gelingen. Für mich ist das meine Familie, der ich die Kraft verdanke, die ich meinen Patienten weitergeben kann.

Mein besonderer Dank gilt auch Rudolf Dees, dem Co-Autor und Übersetzer des Buches von Hallam, »Leben mit Tinnitus«. Die vielen Diskussionen über das Thema und die gemeinsame Auseinandersetzung mit der Terminologie in der Tinnitusliteratur waren mir eine außergewöhnliche Motivation und Hilfe. Tina Lendle danke ich für das Korrekturlesen und die vielen kleinen Tips.

Ohrgeräusche – Wo steht die Behandlung heute?

Etwa jeder 10. Bundesbürger in Deutschland leidet an einem chronischen Ohrgeräusch. Die Kosten für unser Gesundheitswesen und die mit dem Krankheitsbild Tinnitus verknüpften finanziellen Belastungen unseres Gesellschaftssystems sind erheblich. Demgegenüber steht eine weit verbreitete Unsicherheit bei Ärzten und Patienten in der Behandlung des akuten und chronischen Ohrgeräusches. Noch vielfach muß der Patient vom behandelnden Arzt hören, daß eine Therapie unmöglich sei. Der Patient fühlt sich nach einer solchen Aussage verunsichert, besonders dann, wenn ihm nicht einmal gesagt werden kann, daß die mit dem Ohrgeräusch verbundenen Ängste vor einem gefährlichen Geschehen im geplagten Kopf unbegründet sind.

Das Buch soll den Patienten den heutigen Wissensstand über die Behandlung des akuten und des chronischen Ohrgeräusches vermitteln. Es soll aber auch zeigen, daß der Patient mit chronischem Ohrgeräusch erfolgreich betreut werden kann und muß, bevor er im Dschungel der mannigfaltig angebotenen »Therapien« untergeht. Die Behandlung eines Ohrgeräusches ist immer eine Teamarbeit. Das Buch soll deshalb auch HNO-Ärzten, Psychologen und Therapeuten helfen, die gelegentlich vor dem chronischen Tinnitus kapitulieren. Denn: es gibt keine schnelle Heilung, keine »Tinnituspille«. Die Behandlung bleibt oft ein Ringen um Linderung, bei dem der Patient gefordert ist, aktiv zu sein, an sich zu arbeiten, sich und seine Lebenssituation wahrzunehmen und eventuell zu verändern. Es ist ein mühsames Ringen seitens des Arztes, der hier seiner ureigenen Aufgabe und seines eigenen Anspruchs auf Heilung nicht gerecht werden kann. Jetzt aber sind wir, das heißt der Patient und der Arzt, mit Hilfe der modernen Akutbehandlung und der in diesem Buch beschriebenen Konzepte der Betreuung der Patienten mit chronischen Ohrgeräuschen dem Ziel einer Befreiung vom Ohrgeräusch schon näher gekommen. Hierzu hat insbesondere die Entwicklung der Retrainingtherapie einen wertvollen Fortschritt gebracht.

Die Empfindsamkeit des Ohres: Gedanken zur Tinnitus-Entstehung

Unsere Ohren sind 24 Stunden am Tag geöffnet, Stille wird von uns heute fast als unnormal empfunden; unsere Zeit ist von Hektik und Betriebsamkeit erfüllt. Derjenige, der am lautesten schreit, wird zuerst bedient, ruhige Typen sind »out«. Zum Aufputschen der Seele gibt es Techno, Walkman, einen kräftigen Sound aus dem Auspuff, eine Vernetzung von Akustik und visuellem Out im Cyberspace. Und wenn es nur das dauernde Summen des Computers ist!

Sind unser wichtigstes Sinnesorgan, das Ohr, und seine komplizierte Nervenverknüpfung mit unserer Gefühlswelt und Wahrnehmung hierfür geschaffen? Sind wir uns überhaupt bewußt, daß das Hören unsere wichtigste Sinnesempfindung ist? Das Ohr ist das erste, vollständig ausgebildete und funktionierende Sinnesorgan im Mutterleib, und es ist das letzte Erlöschende im Tod!

Die von Tinnitus Betroffenen sind wachgerüttelt, ihnen ist klargeworden, was gesundes Hören bedeutet. Wie war das vor dem Tinnitus?

Haben wir überhaupt noch eine Empfindsamkeit für das Hören? An wieviele Momente können wir uns erinnern, in denen wir uns den Naturgeräuschen bewußt hingegeben haben? An das Rauschen und Plätschern des Wassers, an Vogelgezwitscher im Wald, an das monotone Getrommel der Regentropfen, wann haben wir zuletzt den Flügelschlag eines Vogels in der Luft gehört?

Es gibt nur wenige Zeitgenossen im deutschsprachigen Raum, wie Joachim-Ernst Berendt, der »Hörphilosoph« schlechthin, die sich dem Hören und der Bewußtmachung des Hörens verschrieben haben. Für Berendt ist die Bedeutung des Hörens klar: »Ich höre, also bin ich« lautet eines seiner berühmtesten Werke, in denen er von der Erlebniswelt des Hörens erzählt.

Innenohrfunktionsstörungen mit Schwerhörigkeit und Tinnitus sind die häufigsten Krankheitsbilder überhaupt und noch weiter im Zunehmen begriffen. Es scheint so, daß für unser Hören das letzte Stündlein geschlagen hat. Mit der Unsterblichkeit eines normalen und unbeeinträchtigten Gehörs ist es vorbei. Begriffe wie Hörsturz und Tinnitus haben ihre medizinische Anonymität verlassen und finden sich in der Laienpresse wieder. Leider häufig nur unter einem Aspekt: dem der Werbung für diese oder jene Therapie, ein Hoffnungstreiben für eine »Heilung«, die nicht mehr möglich ist und nur den Hintergedanken eines Profits verfolgt. Dagegen ist über die Möglichkeiten der Vorbeugung nur wenig zu lesen.

Fest steht: wenn wir so weitermachen, werden wir ein Volk von Schwerhörigen sein, und zwar nicht erst im Alter! Die heutigen wissenschaftlichen Erkenntnisse und die epidemiologischen Studien widerlegen das Märchen der Altersschwerhörigkeit. Die sogenannte Altersschwerhörigkeit ist nur selten ein vererbtes, unausweichliches Schicksal. Schon mein verehrter ehemaliger Chef, Prof. PLESTER, beschrieb nach dem Besuch von Naturvölkern das ausgezeichnete Hören dieser von der Zivilisation verschonten Menschen bis weit ins hohe Alter hinein. Sicher gibt es einen Erbfaktor, der die Hörfähigkeit im Alter beeinflußt. Aber was vor 20 Jahren noch Hypothese war, ist heute gesichert: unser Ohr ist nicht beliebig belastbar. Ähnlich wie bei einer Batterie bekommen wir es gewissermaßen mit Energie vollgeladen mit auf die Welt. Wird unser Hörsystem im Laufe des Lebens nicht bestimmungsgemäß benutzt, so läßt die Hörfähigkeit wie die Spannung der Batterie nach. Die Lärmschulden, die wir unbewußt oder bewußt auf uns nehmen, werden im Ohr gespeichert. Dieses Schuldenkonto ist aber nicht mehr löschbar, und statt einer Schwerhörigkeit im Alter treten schon im mittleren Alter und früher Symptome von seiten des Innenohres auf.

Man kann heute diese Schulden berechnen: An der Funktionstüchtigkeit unseres Hörsystems werden wir eines Tages messen können, ob das Wunder Mensch unserer zunehmenden Technisierung und Zivilisierung gewachsen ist. Elektrosmog, verminderter Schutz der Erdoberfläche gegenüber kosmischen Einflüssen, Klimastörungen, nicht natürliche Produktion pflanzlicher und tierischer Nahrungsmittel, Genußgifte, Bewegungsmangel, Sorgen und Streß sind Störgrößen im multifaktoriellen Geschehen solcher Zivilisationserscheinungen wie dem Tinnitus. Die Verkettung dieser Faktoren macht eine Analyse fast unmöglich, in welcher Weise und ob sie überhaupt zur Entstehung des Ohrgeräusches beitragen können. Hinzu kommt die Einstellung und Sichtweise unserer westlichen Zivilisation bezüglich der Funktionen unseres Körpers. So wie wir täglich in Schule, Haushalt und Beruf hundertprozentig funktionieren müssen, erwarten wir dies auch von unserem Körper. Signale (auch akustische wie ein Ohrgeräusch), die oft eine zu starke Belastung andeuten, werden unterdrückt und als unakzeptabel betrachtet. Sie stören unsere Tüchtigkeit, Leistungsfähigkeit und unser Vorwärtskommen. Anstatt innezuhalten und über die individuellen Lebensumstände nachzudenken, sorgt der Störfaktor Tinnitus für Unbehaglichkeit, Angst und Streß. Damit werden negative Impulse mit dem Ohrgeräusch verknüpft. Aus dieser Verkettung entsteht ein Teufelskreis zwischen der beeinträchtigten Gefühlswelt und der Lautstärke des Tinnitus, der die Heilungschancen in erheblichem Maße sinken läßt. Tinnitus wird dann zur Krankheit, wenn die gewohnte Lebensweise nicht mehr möglich ist.

In anderen Kulturen, so z. B. in bestimmten Bevölkerungsgruppen in China und Taiwan, sind Ohrgeräusche nicht mit diesen negativen Mechanismen der Emotionen verknüpft. Die dort von Tinnitus betroffenen Menschen glauben an eine Kommunikation mit ihren Göttern, die sich in Form der Ohrgeräusche zeigt. Die Ohrgeräusche werden damit akzeptiert und als positiv empfunden. Über ein Leidensempfinden wird von den dort tätigen Ärzten nur in Ausnahmefällen berichtet.

Diese Beispiele zeigen, daß wir unsere Betrachtungen über Ohrgeräusche heute nicht mehr ausschließlich auf das periphere Hörorgan, nämlich das Mittel- und das Innenohr, fokussieren dürfen. Das Ohr stellt nur den Empfänger, den Sensor dar. Die mit Tinnitus verknüpften Unannehmlichkeiten gehen aufgrund der zentralen Verarbeitungsprozesse vom Gehirn aus. Die Therapie eines chronischen Tinnitus muß dies berücksichtigen, denn so wie das Gehirn und die akustische Wahrnehmung die Existenz eines Dauertons »gelernt« und gespeichert haben, kann die Wahrnehmung dieses Hörimpulses auch abtrainiert werden: dies ist die Grundlage der »Retraining«-Therapie.

Anatomische, physiologische und neurophysiologische Grundlagen

Anatomische Verhältnisse

Das Hörorgan (Abb. 1) besteht zunächst einmal aus dem äußeren Ohr, also der Ohrmuschel und dem Gehörgang. Die Ohrmuschel hat ihre ursprüngliche Hauptfunktion, nämlich das Richten des »Mikrofons« nach der Schallquelle, beim Menschen weitgehend verloren. Geblieben ist das nur bei einzelnen Individuen noch in bescheidener Form mögliche »Ohrenwackeln«. Immerhin konnte durch komplizierte technische Untersuchungen gezeigt werden, daß unsere Ohrmuscheln neben der grazilen Form auch anderes zu bieten haben: sie wirken als Schalltrichter, bündeln also gewissermaßen den Schall in den Gehörgang, und sie unterstützen das Richtungshören.

Der Gehörgang leitet den Schall weiter zum Trommelfell. Am Gehörgangseingang befinden sich feine Härchen, die mit ihrer Filterfunktion das Eindringen von Fremdkörpern verhindern. An dieser Stelle wird auch das Ohrenschmalz (Fachsprache: Cerumen) gebildet. Das Ohrenschmalz ist ein

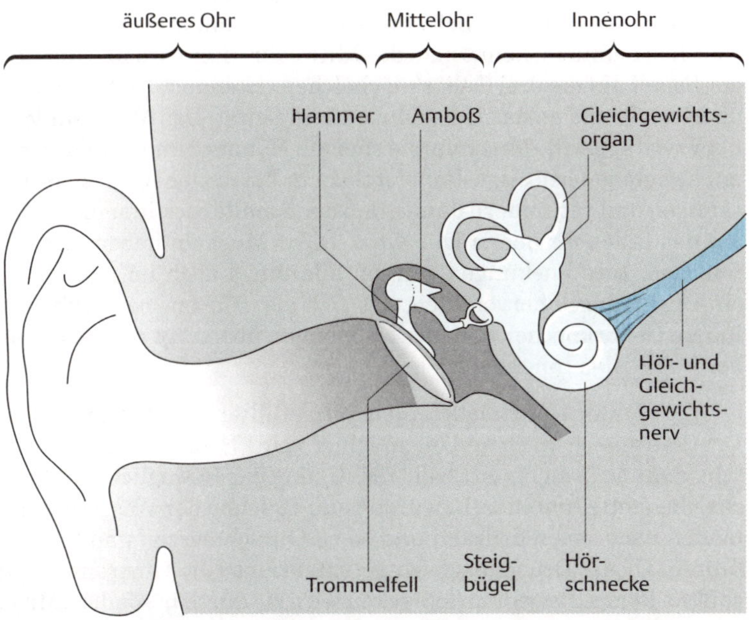

Abb. 1 Der Aufbau des menschlichen Ohrs

normaler und physiologischer Bestandteil des äußeren Ohres und kein Schmutz! Es wirkt in starkem Maße antibakteriell und verhindert auch die Entwicklung von Hautausschlägen in diesem Bereich. Es wird nur an dieser Stelle, also im äußeren Bereich des Gehörgangs gebildet und von der Gehörgangshaut immer nach außen transportiert. Mit dem berühmten Wattestäbchen wird das Ohrenschmalz eher nach innen, also in den Gehörgang gedrückt, wo es von der Gehörgangshaut weitaus weniger wirksam wieder nach außen transportiert werden kann. Häufiges »Reinigen« dieser Art führt dann zur Bildung eines Ohrschmalzpfropfes – auch eine Ursache von Tinnitus! Für die tägliche Reinigung genügt es, das nach außen transportierte Ohrenschmalz mit einem feuchten Handtuch am Gehörgangseingang abzuwischen.

In unmittelbarer Nähe des Gehörganges befinden sich vorne das Kiefergelenk und unten der erste Wirbel der Halswirbelsäule. Beide Strukturen haben eine enge Nervenverbindung, sowohl untereinander als auch zum Gehörgang und zum Mittelohr. Aus diesen Verbindungen können sich Ohrenschmerzen und auch Tinnitus ergeben: die Untersuchung der Funktion der Kiefergelenke und der Halswirbelsäule ist deshalb ein wichtiger Bestandteil der Diagnostik von Ohrgeräuschen.

Das Trommelfell schließt den Gehörgang nach innen ab. Es besteht aus einer feinen Membran, an der auf der Innenseite das erste Gehörknöchelchen, der Hammer, befestigt ist. Der Raum, in dem sich die Gehörknöchelchen befinden, nennt man das Mittelohr. Hier wird über das Trommelfell der Schall auf die drei Gehörknöchelchen (Hammer, Amboß und Steigbügel) übertragen und an das Innenohr weitergeleitet. Das Mittelohr verfügt sogar über zwei spezielle Muskeln: sie sind am Hammer und am Trommelfell sowie am Steigbügel befestigt. Bei plötzlichem Lärm ziehen sie sich ruckartig zusammen und verhindern damit, daß der Schalldruck in seiner vollen Energie auf das Innenohr übertragen wird. Diese Muskeln haben also eine Schutzfunktion. Ihre Zuckungen können allerdings auch im pathologischen Fall ein Ohrgeräusch hervorrufen, das sich als »Ticken« bemerkbar macht. Das innere Gehörknöchelchen, der Steigbügel, überträgt den Schall auf das »innere Ohr«, das Innenohr.

Da das Mittelohr einen luftgefüllten Hohlraum bildet, muß ein Druckausgleich nach außen möglich sein. Sonst würden äußere Druckschwankungen zu einer Beeinträchtigung der Beweglichkeit der Gehörknöchelchenkette führen: z. B. würde beim Tauchen der Wasserdruck das Trommelfell nach innen drücken und so zu Ohrschmerzen und Schwerhörigkeit führen. Dieser Druckausgleich geschieht über die Ohrtrompete, die Eustachische Röhre. Bei jedem Schlucken wird sie durch besondere Muskeln geöffnet, so daß im Mittelohr ein Druckausgleich nach außen stattfindet. Ist diese Funktion der Ohrtrompete gestört, z. B. bei Kindern durch zu große Rachenmandeln, kommt es zu einer Schwerhörigkeit und zur Ansammlung von Sekret im Mittelohr.

Im Innenohr wird der mechanisch weitergeleitete Schall mittels komplizierter elektrophysikalischer und elektrochemischer Vorgänge in elektrische Signale umgewandelt. Dieser Prozeß ist kompliziert und auch noch nicht bis ins Detail geklärt. Die eigentlichen Hörnerven sind die sogenannten Haarzellen des Innenohres (s. Abb. 2). Der auf das Innenohr über-

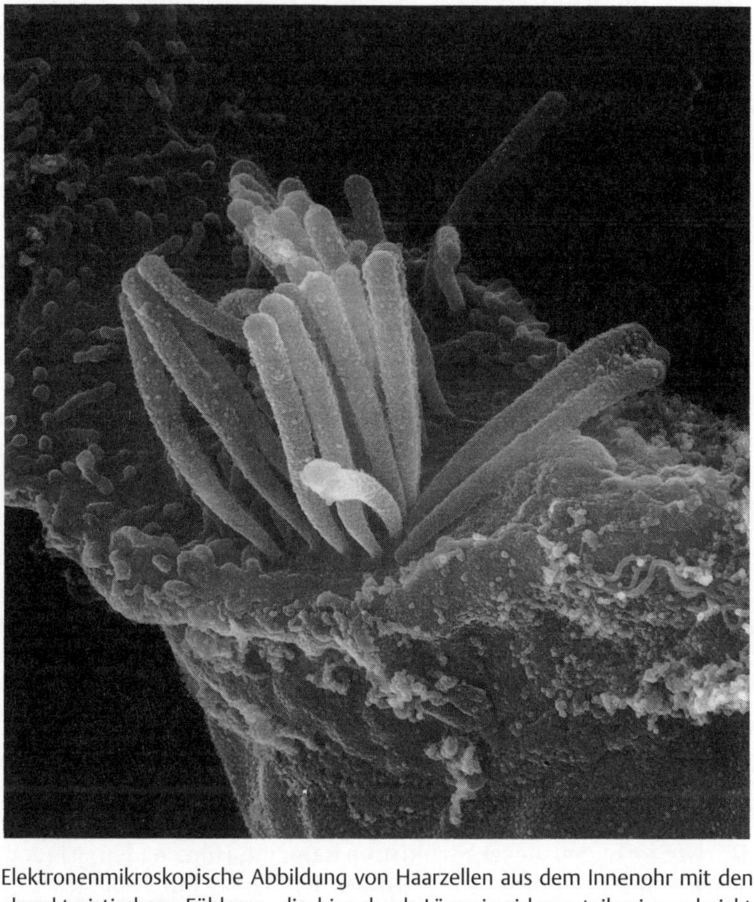

Abb. 2 Elektronenmikroskopische Abbildung von Haarzellen aus dem Innenohr mit den charakteristischen »Fühlern«, die hier durch Lärmeinwirkung teilweise geknickt sind. Sie sind damit in ihrer Funktion gestört. Aus einer solchen Schädigung kann ein Ohrgeräusch entstehen (mit freundlicher Genehmigung von Dr. Koitscher, Tübingen).

tragene Schall »berührt« diese Nervenzellen an ihren haarförmigen Ausläufern. Damit wird das für diese Sinneszellen typische elektrische Signal ausgelöst. Die Nervenimpulse werden aus allen Nervenzellen des Innenohres gesammelt und über den Hörnerven, den sogenannten Nervus stato-acusticus, ins Gehirn weitergeleitet.

Der Nervus stato-acusticus leitet nicht nur Hörimpulse, sondern auch die Impulse aus dem Gleichgewichtsorgan, das sich neben der Hörschnecke ebenfalls im Innenohr befindet.

Im Gehirn gibt es verschiedene Hörzentren, die die elektrophysiologisch kodierten Signale umwandeln in unsere akustisch wahrnehmbare Welt.

Alle beschriebenen anatomischen Strukturen können auf unterschiedliche Weise zu Hörstörungen und auch zu Tinnitus führen. Gerade die Stellen, an denen mechanische Impulse in elektrische oder chemische Informationen umgewandelt werden, sind als kritisch hinsichtlich einer Tinnitusentstehung anzusehen. Heute wird eine ganze Reihe von Möglichkeiten diskutiert, wie gerade an diesen Schaltstellen des Innenohres oder auch des Gehirns ein Tinnitus entstehen kann. Diese Schaltzellen, die verschiedene Nerven miteinander verbinden, nennt man in der Fachsprache Synapsen. Erst kürzlich (1995) beschrieben Preyer und Bootz (Universitäten Tübingen und Leipzig) nicht weniger als 15 verschiedene Störmöglichkeiten an den Strukturen des Innenohres oder der zentralen Hörbahn, die dazu führen können, daß ein Ohrgeräusch entsteht.

Werden Patienten nach dem Auslöser ihres Tinnitus befragt, so läßt sich bei der Mehrzahl keine eindeutige Ursache feststellen: von 439 Patienten erlitten 30% ihren Tinnitus als Folge eines Hörsturzes (plötzlicher Verlust des Gehörs ohne erkennbare Ursache), 5% nach einem Knalltrauma, 3% nach einer Verletzung der Halswirbelsäule; bei 62% ließ sich jedoch dem Tinnitus keine klare Ursache zuordnen. In der Sprechstunde liegt dieser Prozentsatz meistens noch höher. Die Ursachen liegen bei den meisten Patienten vermutlich in zahlreichen gleichzeitig auf den Körper und das Sinnessystem einwirkenden Faktoren.

Kompliziert wird das Hörsystem durch Funktionsverbindungen zu anderen Strukturen wie z. B. der Halswirbelsäule und den Kiefergelenken. Durch Störungen dieser Strukturen kann ein Hörschaden, wie z. B. ein Hörsturz oder ein Tinnitus ausgelöst werden. Diese Funktionsstörungen zu beheben kann umgekehrt aber auch der Schlüssel zu einem Behandlungserfolg sein.

Beziehungen zwischen Hörsystem und Gelenken im Kopf-/Halsbereich sind ein Beispiel für die neuronale Verkettung und Verschaltung mit anderen Organen und Systemen. Die zahlreichen weiteren Verbindungen des Hörsystems sind noch längst nicht vollständig erforscht.

Die Physiologie des Hörsystems

Die Empfindlichkeit des menschlichen Ohres ist so groß, daß eine Bewegung des Trommelfelles um weniger als ein Zehntel des Durchmessers eines Wasserstoffatoms zu einer Hörempfindung führen kann. Manche Menschen mit extrem gutem Gehör können unter idealen akustischen Bedingungen, etwa in einem schalldichten Raum ohne Echo, die Braun'sche Molekularbewegung, das heißt die Bewegung der Moleküle hören. Um einige der Klangfrequenzen nahe 3000 Hertz zu hören, dürfen die Schwingungen im Trommelfell bis zu einem Milliardstel Zentimeter klein sein!

Im Gegensatz zum Sehnerven, der über eine Million Nervenfasern verfügt, besteht ein Hörnerv nur aus etwa 30000 Nervenfasern. Trotzdem kann das Ohr auf der Grundlage der Frequenz und Intensität ungefähr 340000 Einzeltöne unterscheiden. Noch heute wird über die Mechanismen gerätselt, die dieser Effizienz im Hörsystem zugrundeliegen.

Zwei wichtige Begriffe, Tonhöhe und Frequenz, werden oft durcheinandergeworfen. Die Frequenz ist die Anzahl der physikalischen Schwingungen oder Schallwellen in der Luft oder einem anderen Medium während einer definierten Zeiteinheit. Man drückt sie normalerweise in Schwingungen pro Sekunde oder in Hertz (Hz) aus (Heinrich Hertz war Physiker). Die Tonhöhe andererseits ist eine subjektive Empfindung, die mit der Klangfrequenz zusammenhängt. Das mittlere C auf dem Klavier entspricht 361,6 Hertz, das C eine Oktave höher 523,2 Hertz. Es hat also die doppelte Frequenz. Eine ähnliche Unterscheidung existiert zwischen der physikalischen und der subjektiven Lautstärkeskala. Die Beziehung zwischen der subjektiv empfundenen Lautstärke (der Lautheit) eines Tones und dessen physikalischer Energie (dem Schalldruck) ist ungefähr logarithmisch (Abb. 3). Das Hörsystem faßt eine sehr weite Spanne von Reizintensitäten – vom Rascheln eines Blattes im Wind bis zu einem Donnerschlag – in einem riesigen Lautheitsbereich zusammen, der vom Wahrnehmungsapparat bewältigt werden kann.

Beim Menschen liegt der Gesamtbereich der hörbaren Frequenzen ungefähr zwischen 15 und 20000 Hertz. Am empfindlichsten reagiert das Ohr jedoch auf Töne zwischen 1000 und 4000 Hertz. Bei Frequenzen, die die-

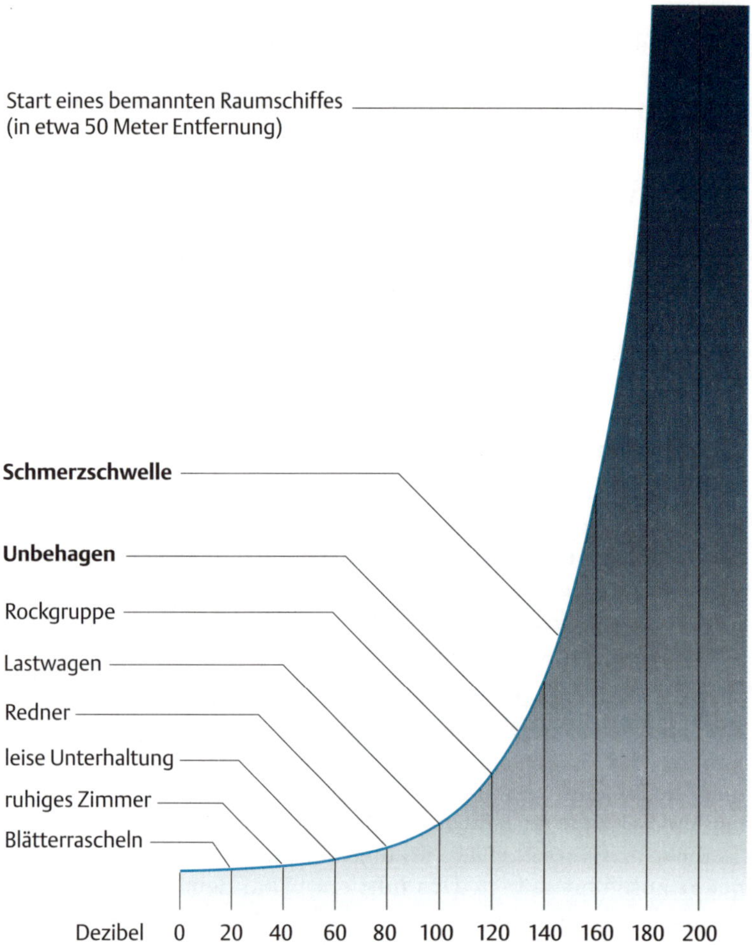

Abb. 3 Lautstärke verschiedener Geräusche im Vergleich: Die subjektive Lautheit (Senkrechte) steht in logarithmischer Beziehung zur physikalischen Schallintensität (Waagerechte; in Dezibel [dB]). Die Lautstärke eines VW Käfer bei einer Geschwindigkeit von 100 km pro Stunde beträgt ca. 80 dB. Manche Patienten haben ein Ohrgeräusch von dieser Stärke.

sen Bereich der maximalen Empfindlichkeit über- oder unterschreiten, ist eine immer größere Schallenergie notwendig, um einen Ton hörbar zu machen. Unter den Säugetieren können Elefanten Töne mit den niedrigsten Frequenzen hören, während kleine Tiere wie die Ratte für extrem hohe Frequenzen besonders empfindlich sind. Der Mensch hat ein Frequenzspektrum, das zwischen dem des Elefanten und dem der Ratte liegt. Fledermäuse und Delphine sind in der Lage, sehr hochfrequente Laute bis ungefähr 100 000 Hertz (Ultraschall) wahrzunehmen. Diese Tiere senden Salven von Hochfrequenzlauten aus und bestimmen aus deren Reflexion die Position von Objekten. Das überhaupt beste Gehör über weite Entfernungen hat der Fennek, ein kleiner afrikanischer Fuchs. Er kann mit seinen großen Ohren noch die Bewegungen eines bis zu 1 km entfernten Tieres hören.

Die zentrale Hörbahn

Die Hörbahn im Gehirn ist sehr kompliziert aufgebaut. Die Hörinformation wird in mehreren Nervenkerngebieten verschaltet und verarbeitet, bevor sie den Thalamus im Zwischenhirn, den medialen Kniehöcker (Corpus geniculatum mediale) erreicht; von dort wird sie dann auf die Hörrinde umgeschaltet (Abb. 4).

Die Lage der Hörbahn im Bereich des Stammhirnes zeigt schon anatomisch, wie sehr das Hören mit den lebenswichtigen Funktionen verknüpft ist; dazu gehören die Funktionen wie Atmung, Steuerung der Herzschlagfolge usw., also Grundfunktionen, ohne die das Leben nicht möglich ist. Viel mehr als das Sehen können in diesem Bereich des Zentralnervensystems alarmierende Höreindrücke unmittelbar zu »Kampfbereitschaft« oder können angstauslösende akustische Signale zu Fluchtverhalten führen –mit entsprechender Stimulation des autonomen, vom Willen unabhängigen Nervensystems, die beispielsweise wiederum dazu führt, daß Streßhormone wie das Adrenalin ausgeschüttet werden. Die enge anatomische und funktionelle Beziehung zum sogenannten limbischen System, das unsere Gefühlswelt steuert, spiegelt die Beeinflußbarkeit unserer Seele mit Hörinformationen wider.

Schalleindrücke werden in verschiedenen Zentren verarbeitet (Abb. 5). Die Information wird durch Verknüpfung mit anderen lebenswichtigen Funktionen (Gefühlswelt, Abwehr, vegetatives Nervensystem) beeinflußt und manipuliert. Die zentralen Hörkerne der Hörbahn haben eine ausgesprochene Filterfunktion und wählen aus, welche Signale bewußt werden. Sind diese Filter gestört, entsteht Tinnitus!

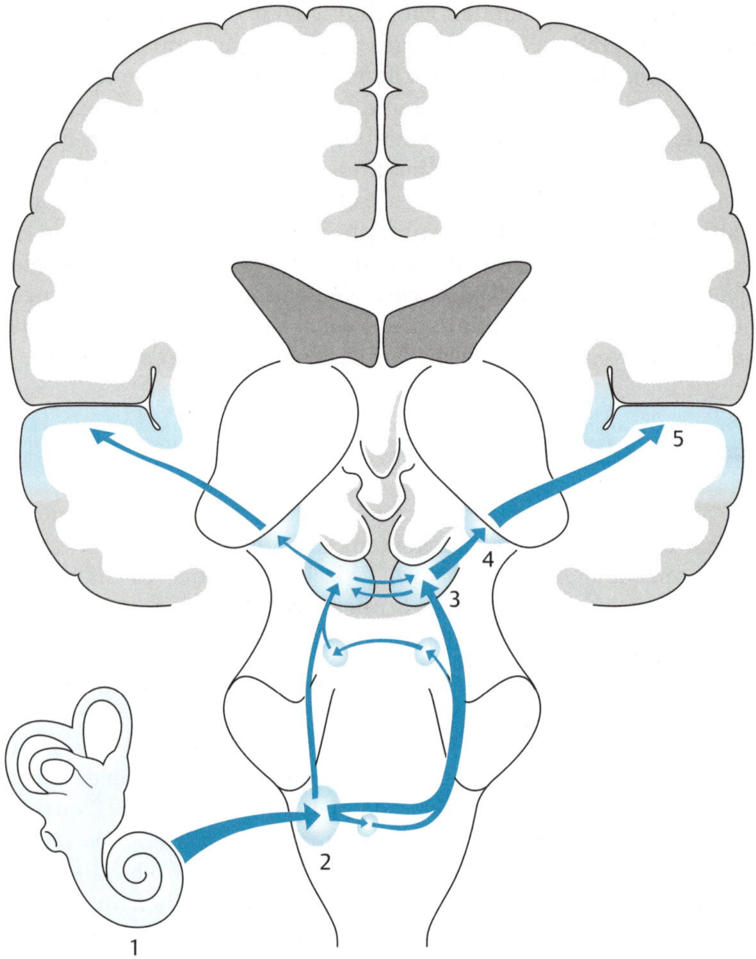

Abb. 4 Zentrale Hörbahn im Gehirn. In der Hörschnecke (1) wird der Schall in elektrische Impulse verwandelt. Diese gelangen über die Hörzentren im Hirnstamm (2) zu den höheren Kerngebieten (3 und 4). Dort wird die dem Schall innewohnende Information verarbeitet und für die Auswertung in der Hörrinde (5) vorbereitet. Die Hörrinde ist der anatomische Bereich im Gehirn, der für die Hörwahrnehmung verantwortlich ist. Alle Signale, die den Filter der zentralen Hörkerne passiert haben und in der Rinde ankommen, werden bewußt gehört. Nur ein kleiner Teil der gesamten akustischen Informationen wird also bis zur Hörrinde weitergeleitet.

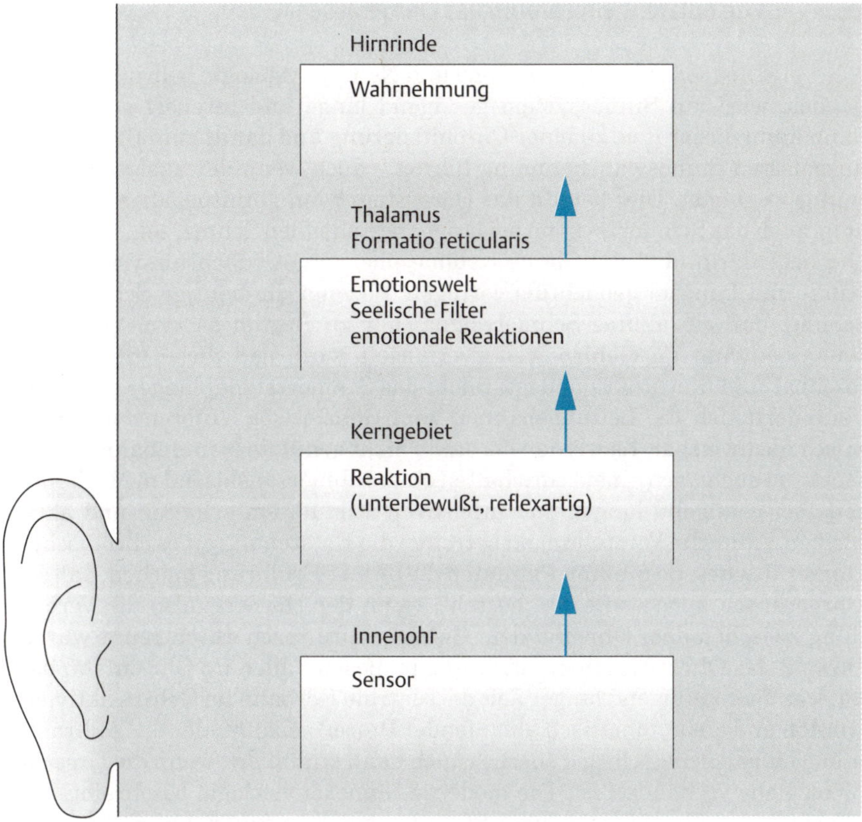

Abb. 5 Zentrale Verarbeitung der Schalleindrücke. Nur ca. 30% der ankommenden Geräusche werden bewußt wahrgenommen, der Rest wird weggefiltert.

Die Diagnostik eines Ohrgeräusches ist nur vollständig, wenn sie alle vorhandenen anatomischen und physiologischen Gegebenheiten – auch die Verknüpfungen mit dem vegetativen (autonomen) Nervensystem und dem limbischen System, der Gefühlswelt – berücksichtigt. Das Ohr mit dem Mittel- und Innenohr ist in diesem System nur der Empfänger, das Mikrophon!

Wie entsteht ein chronisches Ohrgeräusch?

Die moderne Neurobiologie und Neurophysiologie belegt heute folgendes: wird ein Sinnessystem genügend lange und intensiv stimuliert, dann kann dieser Reiz zu einer Chronifizierung und damit zum Bleiben der ausgelösten Sinneswahrnehmung führen – auch wenn der auslösende Stimulus wegbleibt. Dies betrifft das Hörsystem beim Tinnitus, aber zum Beispiel auch das Schmerzsystem bei länger bestehenden Schmerzen. Die Ursache liegt darin, daß die Sinnessysteme über ein »Gedächtnissystem« mit Kurz- und Langzeitgedächtnis verfügen. So zeigt die heutige Schmerzforschung, daß ein akutes Schmerzsignal nur zu Beginn so zum Wahrnehmungszentrum im Gehirn weitervermittelt wird, daß diese Information löschbar und nur funktionell ist. Bleibt das Schmerzsignal länger bestehen, verändern sich die Leitungsbahnen zum Gehirn (sog. Afferenzen) anatomisch nachweisbar. Es werden bis dahin nicht genützte Nervenbahnen aktiviert, die auch nach einem Abschalten eines schmerzauslösenden Mechanismus bei genügend langer und intensiver Stimulation erhalten und aktiv bleiben. Ähnliche Vorstellungen betreffen die Entstehung eines chronischen Ohrgeräusches. So mußten Patienten die bittere Erfahrung machen, daß ein Ohrgeräusch auch weiterhin besteht, wenn der Hörnerv, also die Verbindung zwischen dem Ohr und dem Gehirn, chirurgisch durchtrennt wurde. Obwohl das Ohrgeräusch zweifelsohne in diesen Fällen im Ohr entstanden ist, war nach genügend langer Zeit die zentrale Hörbahn im Gehirn aktiviert worden und ein automatisch ablaufender Prozeß gebahnt, der die Wahrnehmung eines solchen Ohrgeräusches auch dann stimuliert, wenn die Ursache nicht mehr vorhanden ist. Die moderne Sinnesphysiologie beschreibt, daß ein genügend lange bestehender Stimulus aus dem Innenohr zu einer sich selbst aktivierenden Erregung der zentralen Hörbahn führt. Aus diesem Grunde ist es sehr wichtig, daß der Betroffene von Beginn des Tinnitus an, schon in der Akutphase also, seine akustische Aufmerksamkeit vom Ohrgeräusch weg lenkt. Dies ist auch einer der wesentlichen Therapieansätze der Retrainingtherapie.

Psychische Verarbeitung von Höreindrücken und Tinnitus

Das zentrale Hörsystem ist mehr noch als unser Sehen mit der menschlichen Emotionswelt verknüpft. Dies erfahren wir lustvoll und im positiven Sinne beim Hören unserer Lieblingsmusik oder auch, wenn wir uns durch einen Satz wie »Ich liebe dich« unsere Seele tief berühren lassen. Der Ausspruch »Ich kann das nicht mehr hören« zeigt aber auch das Gegenteil, daß unsere Seele und Gefühlswelt durch Lärm, aber auch durch sprachlich vermittelte negative Gefühle im gleichen extremen Maße gestört werden können. Beide Pole dieses Empfindens spielen sowohl bei der Tinnitusentstehung als auch bei der Therapie eine große Rolle.

Streß negativer Art führt nicht zwangsläufig zu einem Ohrgeräusch, doch scheint er die Vulnerabilität, das heißt die Verletzbarkeit des Ohres und des zentralen Hörsystems zu fördern. Umfragen in England bei Tinnituspatienten ergaben, daß bei etwa 70% der Betroffenen ein psychisches Trauma unmittelbar mit der Tinnitusentstehung verbunden war. Ein solches Trauma oder die damit verbundenen psychischen Auswirkungen müssen bereits zu Beginn der Behandlung erkannt und berücksichtigt werden!

In der heute zur Verfügung stehenden Literatur gibt es keine Beschreibungen für bestimmte Persönlichkeitsmerkmale, die den Menschen für einen Tinnitus anfällig machen. Den »typischen« Tinnituspatienten gibt es nicht. Allerdings werden für das Erleben und Verarbeiten eines Ohrgeräusches unabhängig von der Entstehung oft ganz typische Merkmale und Verhaltensmuster beobachtet:

1. Phase: Alarmreaktion Angst

Ein Ohrgeräusch führt zunächst einmal zu Angst. Der Patient weiß nicht, was dieses neu aufgetretene Ohrgeräusch in seinem Kopf zu bedeuten hat und befürchtet naturgemäß zunächst Schlimmes. Es ist Aufgabe des Arztes, diese Angst zu nehmen, um möglichst rasch eine sachliche (in der Fachsprache: kognitive) Verarbeitung des Ohrgeräusches anzubahnen.

2. Phase: Der Kampf

Der vom Tinnitus geplagte Patient wird zunächst einmal versuchen, alle möglichen Mittel einzusetzen, um das lästige Ohrensausen zum Verschwinden zu bringen. Hierfür bietet er nicht selten alle erdenklichen medizinischen und paramedizinischen und meist damit verbunden hohe finanzielle Mittel auf. Für diesen Kampf muß er einen »Trainingspartner« finden, das heißt einen Arzt seines Vertrauens. Dieser muß ihm eindeutig zeigen können, welche Kampfmittel einzusetzen sind und in welchen Phasen ein Ohrgeräusch komplett zu besiegen ist. Er muß dem Patienten bei absehbarem ausbleibenden Erfolgen damit vertraut machen, daß keine Niederlage zu erwarten ist, sondern daß auf jeden Fall mit dem Tinnitus ein Remis, also ein Unentschieden, zu erreichen ist.

3. Phase: Resignation

Der Patient resigniert schließlich; er gibt den Kampf auf und überläßt sich dem Tinnitus. Er zieht sich aus dem Leben zurück und gerät nicht selten unter den häufig beschriebenen Schlafstörungen in eine Depression. Bei entsprechend veranlagten Patienten können sogar Selbstmordgedanken aufkommen, wenn in Beruf und Partnerschaft aufgrund dieses Ohrensausens nichts mehr klappen will. Diese Phase muß durch ärztliche Zuwendung unbedingt vermieden werden.

Fallbeispiel

Die Geschichte von Frau Andrea K. zeigt, zu welchem Leid ein Ohrgeräusch führen kann. Im Frühsommer 1993 erlitt die Patientin nach einem Unfall ein pulssynchrones Ohrrauschen im linken Ohr, das sich täglich verschlimmerte. Die Untersuchung in einer Universitäts-HNO-Klinik ergab keinen krankhaften Befund. Man riet der Patientin: »Hören Sie einfach nicht hin«. Zwei Wochen später ergab eine ausführliche neurologische Untersuchung mit Computertomographie, Angiographie (Darstellung der Blutgefäße im Kopf) und einer Ableitung der Hirnströme keine pathologischen Befunde. Die Ohrgeräusche wurden schlimmer, und auch der psychische Zustand verschlechterte sich bis hin zur Depression, weshalb ein Kuraufenthalt in einer psychosomatischen Klinik veranlaßt wurde. Die Beschwerden besserten sich jedoch nicht. Die Patientin suchte einen anderen HNO-Arzt auf, der in einem Kernspintomogramm eine fragliche Verschattung im Ohrbereich entdeckte. Ein operativer Eingriff zur Klärung dieses Befundes wurde von der Klinik jedoch abgelehnt, ohne der Patientin andere Perspektiven zu geben.
Jetzt war die Patientin so verzweifelt, daß sie eine Überdosis Schlaftabletten nahm, um ihrem von Tinnitus geplagten Leben ein Ende zu machen. Dieser Selbstmordversuch mißlang; daraufhin wurde ein psychiatrische Behandlung eingeleitet. Schließlich fand die Patientin am Ende des ersten Jahres doch noch einen Arzt, der das Ohr operativ freilegte. Die Operation erbrachte jedoch weder ein Ergebnis noch eine Änderung des Ohrgeräusches. Im Januar des nächsten Jahres wurden kieferchirurgische und orthopädische Behandlungen ohne Erfolg eingeleitet. Im April desselben Jahres stellte ein Neurochirurg fest, daß eine Arterie sehr nahe am Hörnerven vorbeiläuft und den Hörnerven übermäßig einengt. Im Juni wurde schließlich eine neurochirurgische Operation vorgenommen; die Patientin war aufgrund ihrer Verzweiflung auch auf einen solchen Eingriff eingegangen. Erfreulicherweise war das Ohrgeräusch

nach dieser neurochirurgischen Operation zunächst verschwunden. Ein harmloses Trauma des Kopfes führte jedoch nur vier Wochen später zu einem Wiederauftreten des Ohrgeräusches im gleichen Umfang. Im September wurde der Patientin eine Nachoperation empfohlen. Sie wurde an einer anderen Klinik durchgeführt, es war ebenfalls wiederum ein komplizierter neurochirurgischer Eingriff. Nach dieser zweiten hirnchirurgischen Operation war das Klopfen im Ohr erträglicher, aber die Patientin war trotzdem weiterhin auf die Einnahme von Schlafmitteln angewiesen und nahm tagsüber Valium. Bis heute – drei Jahre später – ist der Zustand unverändert. Die Patientin bekommt antidepressiv wirkende Medikamente und kann damit einigermaßen leben.

Kommentar:

Bei diesem Fall zeigt sich die Verzweiflung der Patienten, die bis zum Selbstmord führen kann. Die Patientin litt an einem sehr speziellen und sehr seltenen Ohrgeräusch, das durch eine Gehirnoperation beseitigt werden kann. Sie fühlte sich durch das Ohrgeräusch so gestört, daß sie die Risiken einer zweimaligen Gehirnoperation nicht scheute. Dieser Fallbericht soll auch verdeutlichen, wie wichtig eine genaue Untersuchung der Tinnituspatienten ist, um eine Ursache zu finden, und wie notwendig eine enge Zusammenarbeit zwischen den behandelnden Ärzten ist. Erfreulicherweise sind solche Fälle extrem selten.

Naturgemäß ist es schwierig, einen Patienten in der resignativen Phase zu mobilisieren und ihn herauszuholen. Die Akutbehandlung zielt darauf, den Patienten überhaupt nicht erst in diese Phase kommen zu lassen. Dabei sind große Anstrengungen notwendig. Im Gegensatz zu Phase 2 ist er jetzt nicht mehr in der Lage, aus eigenen Kräften zu handeln, sondern er braucht ärztliche Unterstützung hierzu. Je nach Symptomen und Ausprägung darf auch nicht gezögert werden, die gestörte Gehirnfunktion mit Hilfe von geeigneten Medikamenten zu reparieren. Dazu muß jedoch ein in der Tinnitustherapie erfahrener Neurologe und Psychologe hinzugezogen werden. Entscheidend ist auch eine psychologische Diagnostik. Es muß also herausgetüftelt werden, wo beispielsweise im sozialen Gefüge des Patienten Störungen sind, die relativ einfach behoben werden können, und welche Störungen durch welche Art von Therapie behandelt werden können. So läßt sich zum Beispiel relativ schnell herausfinden, ob für einen Patienten eher Yoga oder autogenes Training als Entspannungsmaßnahme geeignet sind.

Psychische Begleitstörungen

Die häufigsten durch Tinnitus ausgelösten Begleitstörungen

- Hörstörungen mit Störungen der Kommunikation
- Schlafstörungen
- Konzentrationsstörungen
- Frustration und Depression
- Ängste
- Verlust von Entspannungsphasen
- Gleichgewichtsstörungen
- Kopfschmerzen, Benommenheit
- Sozialer Rückzug bis hin zur Isolation

Ursachen eines Ohrgeräusches und diagnostische Möglichkeiten

Die unterschiedlichen Ursachen eines Ohrgeräusches

Die Diagnose Tinnitus ist eine sogenannte Ausschlußdiagnose, das heißt, daß die Diagnose erst dann gestellt werden kann, wenn eine Reihe fraglicher Ursachen ausgeschlossen wurde, die einer anderen Therapie bedürfen als der Tinnitus.

Die möglichen Ursachen eines Ohrgeräusches müssen vom HNO-Arzt bzw. durch andere Fachärzte wie dem Internisten und dem Neurologen geklärt werden. Man unterscheidet subjektive Ohrgeräusche, die nur der Patient wahrnimmt, von solchen Ohrgeräuschen, die unter Umständen mit dem Ohr oder dem Stethoskop durch den Untersucher hörbar sind.

Mögliche Ursachen subjektiver Ohrgeräusche sind:

- Hörsturz (akuter Verlust des Gehörs)
- akutes Lärmtrauma
- Lärmschwerhörigkeit
- Altersschwerhörigkeit
- Innenohrschwerhörigkeit unbekannter Ursache
- »Altersschwerhörigkeit«
- Morbus Ménière (anfallsweise auftretender Überdruck im Innenohr)
- Otosklerose (Verknöcherung des Steigbügels)
- chronische Mittelohrentzündung
- Innenohrschwerhörigkeit aufgrund einer Immunkrankheit
- Schädel-Hirn-Verletzung mit oder ohne Felsenbeinbruch
- Akustikusneurinom (Geschwulst des Hörnerven)
- Vergiftung mit Medikamenten wie Chinin, Acetylsalicylsäure (Aspirin), entwässernden Medikamenten, bestimmten Antibiotika, Chemotherapeutika (Medikamente zur Krebsbehandlung)
- Herz-Kreislaufkrankheiten
- Stoffwechselkrankheiten
- Nierenkrankheiten
- Polycythämie (Blutkrankheit mit Vermehrung der roten Blutkörperchen)
- Anämie (Mangel an roten Blutkörperchen)
- Erkrankung des zentralen Nervensystems
- funktionelle Störungen der Halswirbelsäule
- funktionelle Störungen des Kiefergelenkes
- muskuläre Ursachen
- Tubenfunktionsstörungen

Mögliche Ursachen objektiver Ohrgeräusche sind:

Im Hals und Körper:

- Einengung der großen hirnversorgenden Arterien (Arteria carotis und vertebralis); Tumoren im Bereich der Karotis, Blutschwämme, Herzfehler

Im Kopfbereich:

- Direkte Gefäßverbindungen (Fisteln) zwischen Arterien und Venen
- Hämangiome (Blutschwämme)
- Arteriosklerose (»Verkalkung«) der Hirngefäße
- Tumor des Mittelohres
- Gefäßmißbildungen
- Veränderungen im Blutstrom der Halsvenen (»Jugular-outlet-Syndrom«)

Hörsturz

Bei vielen Tinnituspatienten ist der Beginn des Ohrgeräusches mit einem Hörsturz verknüpft. Die plötzlich eintretende Innenohrschwerhörigkeit eines Ohres wird als Hörsturz bezeichnet, ein Phänomen, dessen Ursache bis heute noch nicht vollständig geklärt ist. Der plötzliche Funktionszusammenbruch des Innenohres kann entweder nur bestimmte Frequenzen betreffen und und dann unterschiedlich ausgeprägt sein oder bis hin zur vollständigen Ertaubung reichen. Heute werden im wesentlichen akute Durchblutungsstörungen, aber auch Virusinfekte, Störungen der Immunabwehr oder Funktionsstörungen der Nervenbahnen des Innenohres vermutet. Die Therapie des akuten Hörsturzes entspricht der Behandlung des akuten Tinnitus.

Akutes Lärmtrauma

Ein Knalltrauma durch Explosion, Schießen oder ähnliches führt zu einer direkten Schädigung des Innenohres. Ist die Energie des Schall- und des Luftdruckes sehr groß, kann auch das Trommelfell reißen, unter Umständen können auch die Gehörknöchelchen zerstört werden. Die Folgen für das Innenohr sind verheerend: mechanisch werden die empfindlichen Strukturen des Innenohres, besonders die kleinen Haarzellen, zerstört. Vom Ausmaß der Zerstörung dieser Haarzellen hängt ab, ob ein resultierender Hörschaden nur funktionell ist, ob also der Körper die Haarzellen wieder reparieren kann, oder ob eine dauerhafte Schädigung, oft verbunden mit Tinnitus, entsteht. Die Therapie eines akuten Lärmtraumas entspricht der

Therapie des akuten Tinnitus. Trommelfellzerreißungen müssen meist operativ versorgt werden.

Chronische Lärmschwerhörigkeit

Eine dauerhafte Lärmbelastung, wie dies auch heute noch an vielen Arbeitsplätzen der Fall ist, wenn kein Schutz verwendet wird, führt im Laufe der Zeit zu einer zunehmenden Schwerhörigkeit, bei der sich meist auch ein Ohrgeräusch entwickelt. Schallpegel über 85 – 90 dB, die dauerhaft auf ein Ohr einwirken, führen im Laufe der Zeit zu einer Schwerhörigkeit zunächst im Hochtonbereich, greifen später jedoch zunehmend auf alle Frequenzen über. Die Lärmschwerhörigkeit ist die häufigste Berufskrankheit und als solche von den Berufsgenossenschaften auch anerkannt. Diese Form der Schwerhörigkeit kann eindeutig vermieden werden durch entsprechende Maßnahmen zum Schutz des Gehörs (Gehörschutzkapseln oder Gehörschutzwatte).

Eine Lärmschwerhörigkeit kann nicht durch Medikamente oder andere Therapieformen repariert werden. Hier ist eine irreversible Schädigung des Innenohres eingetreten mit Verlust der Haarzellen. Ein Ohrgeräusch muß nicht zwangsläufig gemeinsam mit einer Schwerhörigkeit entstehen, und auch das Ausmaß eines Ohrgeräusches ist nicht an das Ausmaß der Schwerhörigkeit geknüpft. Therapeutisch ist die wichtigste Maßnahme, einer weiteren Verschlechterung vorzubeugen, indem konsequent ein Gehörschutz am Arbeitsplatz und in der Freizeit angewandt wird. Sind die Ohren nicht mehr dem Lärm ausgesetzt, verschlechtern sich Schwerhörigkeit oder Tinnitus nicht weiter. Die nächstwichtige Maßnahme bei Lärmschwerhörigkeit ist neben dem Einsatz vorbeugender Mittel die Versorgung des Patienten mit einer Hörhilfe.

»Idiopathische Innenohrschwerhörigkeit«

Bei der größten Zahl der Patienten mit einer Innenohrschwerhörigkeit läßt sich keine direkte Ursache finden. Dieser Umstand wird mit dem wohlklingenden Wort »idiopathisch« umschrieben. Häufig liegt ein Erbfaktor vor, das heißt, Vorfahren des Patienten waren ebenfalls schwerhörig, so daß hier eine erbliche Belastung angenommen werden kann. Dies betrifft auch die sogenannte »Altersschwerhörigkeit«, die aber auch ein Spiegelbild der Lärmbelastung während eines Lebens darstellt. Wenn das Sprachverständnis bei diesen Formen der Schwerhörigkeit gestört ist oder wenn ein ausgeprägtes Ohrgeräusch damit verbunden ist, sollte frühzeitig auf eine Hörgeräteversorgung geachtet werden.

Morbus Ménière

Die Ménière-Krankheit ist ein fest umschriebenes Krankheitsbild mit den Symptomen Druckgefühl im Ohr, Drehschwindel über Stunden einschließlich Erbrechen und zunehmender Schwerhörigkeit des betroffenen Ohres. Eine Variante des Morbus Ménière ist das sogenannte Lermoyez-Syndrom, bei dem die Patienten während des Drehschwindelanfalles eine Hörverbesserung beschreiben. Die genaue Ursache des Krankheitsbildes ist nicht bekannt, jedoch ist man sich heute sicher, daß die Schwindelanfälle und die Schwerhörigkeit durch eine Flüssigkeitsvermehrung und dadurch Druckerhöhung (Hydrops) im Innenohr verursacht werden. Da die Mechanismen für diese Druckerhöhung sehr gut bekannt sind, besteht ein klares Konzept zur Behandlung des Morbus Ménière:

Das Krankheitsbild des Morbus Ménière kann heute mit einem klaren Therapiekonzept behandelt werden! Kein Patient muß unter dem Schwindel leiden!

Oft beginnt die Krankheit mit einer Störung im Tieftonbereich und einem Ohrdruck, bis dann die ersten Schwindelanfälle auftreten. In diesem Stadium besteht die Therapie in der Anwendung bestimmter Medikamente, u. a. der kurzfristigen Gabe wassertreibender Mittel. Lassen sich damit die Schwindelanfälle nicht beherrschen, kommt der hörerhaltende operative Eingriff, die sogenannte Saccotomie, in Betracht. Der sogenannte Saccus endolymphaticus, ein lymphhaltiger Schlauch, bildet das Wasserreservoir des Innenohres. Dieses Reservoir liegt eingebettet im Knochen hinter dem Ohr. Gerade diese knöcherne Einbettung spielt bei der Ménière-Krankheit eine besondere Rolle: Das Wasserreservoir kann sich bei Druckerhöhung nicht ausdehnen. Das Prinzip der Operation besteht darin, diesen Saccus endolymphaticus aufzusuchen und ihn von seiner knöchernen Schale zu befreien. Nur in seltenen Fällen muß als weitere Maßnahme der Gleichgewichtsnerv zerstört werden, indem eine giftige Substanz (Gentamycin) in das Mittelohr eingebracht oder der Gleichgewichtsnerv durchtrennt wird (selektive Neurektomie des Nervus vestibularis). Diese beiden Verfahren, ob medikamentös oder operativ, bergen die Gefahr einer Hörverschlechterung durch die Therapie selbst in sich. Sie beeinflussen auch nicht die eigentliche Ursache des Schwindels, die Druckerhöhung im Innenohr. Sie behandeln lediglich die Auswirkungen dieser Druckerhöhung, nämlich die Schwindelanfälle.

Auch nach diesen Maßnahmen wird sich das Gehör weiter verschlechtern. Dieser Umstand muß bei der Auswahl der Therapiemaßnahmen beachtet werden.

Neben diesen Grundprinzipien sind Basismaßnahmen, also gesunde Ernährung, kein Nikotin, eher salzarme Ernährung und die Diagnostik und Behandlung von Störungen der Halswirbelsäule und der Kiefergelenke.

Schädel-Hirn-Trauma

Kopfverletzungen können zu Tinnitus und Schwerhörigkeit führen, besonders dann, wenn sie mit einem Bruch der Schädelbasis mit Beteiligung der Felsenbeine verbunden sind, denn im Felsenbein liegt die Hörschnecke. Die Ohrstrukturen können nicht nur durch Knochenbrüche oder unmittelbare Gewalteinwirkung direkt zerstört werden, sondern die Innenohrfunktion kann auch vorübergehend oder dauerhaft infolge der mit dem Trauma verbundenen Erschütterung gestört werden – ähnlich wie bei einer Gehirnerschütterung (Fachsprache: Commotio labyrinthi). Der Ausgang eines solches Traumas ist schicksalshaft und kann nicht durch eine spezielle Therapie gelenkt werden. Wichtig sind zunächst Ruhe und evtl. Medikamente, um die Schwellung abklingen zu lassen.

Akustikusneurinom

Beim sogenannten Akustikusneurinom handelt es sich um eine gutartige Gewebsvermehrung des Nervus statoacusticus, also des Hör- und Gleichgewichtsnerven. Das Wachstum dieses gutartigen Tumors verläuft sehr langsam. Er entwickelt sich aus der Nervenhülle und drückt im Laufe seines Wachstums auf den Nerven, wodurch es zu einer schleichend zunehmenden Schwerhörigkeit des betroffenen Ohres und zu Tinnitus kommt, mitunter auch zu Gleichgewichtsstörungen. Der Hörverlust betrifft in vielen Fällen zunächst den Hochtonbereich; dabei fällt immer die Einseitigkeit der Schwerhörigkeit auf. Das Akustikusneurinom muß als eine der möglichen Diagnosen immer bei Tinnitus und Hörstörungen ausgeschlossen werden. Dies geschieht mit Hilfe einer Ableitung der Nervenimpulse, der sogenannten BERA (Seite 49) und evtl. einer Kernspintomographie. Ein Akustikusneurinom muß stets operiert werden; dabei ist wegen des langsamen Wachstums dieses gutartigen Tumors in der Regel allerdings keine Eile geboten. Bei kleinen Tumoren läßt sich bei der Operation das Hörvermögen erhalten. Handelt es sich jedoch um größere Tumoren oder um eine komplizierte Lage, so kann unter Umständen das Hörvermögen des betroffenen Ohres verloren gehen.

Otosklerose

Die Otosklerose ist eine erbliche Verknöcherungstendenz des Steigbügels. Es kommt hierbei zu knochenartigen Verwachsungen der Fußplatte des Steigbügels, eines Knöchelchens im Mittelohr, das die Verbindung zwischen Mittel- und Innenohr herstellt. Diese Verwachsungen behindern die Beweglichkeit des Steigbügels und führen zu einer zunehmenden Schallübertragungsstörung, also zur Mittelohrschwerhörigkeit. Mitunter ist Tinnitus, meist ein Rauschen, ein erster Vorbote dieser besonderen Form der Hörstörung. Frauen sind etwas häufiger betroffen als Männer. Durch hormonelle Umstellungen, z. B. in der Schwangerschaft oder durch die Einnahme der »Pille«, kann eine Otosklerose aktiviert werden.

Die Otosklerose wird operativ behandelt, indem der Steigbügel durch eine Prothese aus Gold oder Teflon ersetzt wird. Mit den heute üblichen mikrochirurgischen Verfahren ist diese Operation ungefährlich, und sie kann wieder zu einem normalen Hörvermögen führen. Die Erfolge können jedoch beschränkt sein, da sich in manchen Fällen nicht nur eine Schallübertragungs-(Mittelohr-)schwerhörigkeit entwickelt, sondern, vermutlich infolge autoimmunologischer Prozesse, auch eine Innenohrschwerhörigkeit entstanden ist. Diese Innenohrschwerhörigkeit kann nicht durch die Operation behoben werden. Wohl aber zeigt sich, daß das Fortschreiten der Innenohrschwerhörigkeit bei Otosklerose durch die operative Behandlung gestoppt werden kann. Ob sich ein Tinnitus durch die Operation beheben läßt, kann vor dem Eingriff nicht gesagt werden. Die Chancen hierfür stehen etwa 50%. Ein wesentliches Argument für die Operation auch hinsichtlich des Tinnitus lautet: Dadurch, daß das Hörvermögen verbessert wird und die Außengeräusche besser zu hören sind, wird der Tinnitus überdeckt und damit unterdrückt.

Chronische Mittelohrentzündungen

Nur selten geht die Ursache eines Ohrgeräusches auf eine chronische oder akute Mittelohrentzündung zurück. Bei der akuten Mittelohrentzündung tritt sehr häufig ein vorübergehendes Ohrgeräusch auf, das mit Abklingen der Entzündung jedoch wieder verschwindet. Eine Besonderheit ist die sogenannte Grippeotitis: dies ist die von Viren hervorgerufene Form einer Mittelohrentzündung, bei der das Innenohr beteiligt sein kann. Ein sich daraus entwickelnder Tinnitus kann im ungünstigen Fall erhalten bleiben. Diese besondere Form der Mittelohrentzündung ist schicksalshaft. Da es sich um einen Virus handelt, kann therapeutisch nicht ursächlich eingegriffen werden. Bei der chronischen Mittelohrentzündung können Trommelfellperforationen entstehen, Gehörknöchelchen zerstört oder die Funktion der Ohrtrompete dauerhaft beeinträchtigt werden. Dennoch kommt es eher selten zu dauerhaften Ohrgeräuschen. Auch hier ist das Behandlungsziel, die normalen Mittelohrstrukturen wiederherzustellen und das Gehör durch operative Maßnahmen zu verbessern.

Medikamente

Es gibt eine ganze Reihe von Medikamenten, die zu einer Innenohrstörung mit begleitendem Ohrgeräusch führen können. Hierzu zählen insbesondere die Acetylsalicylsäure (z.B. Aspirin®), die bei einer entsprechend hohen Dosierung zu Tinnitus führt. Allerdings verschwindet in diesen Fällen das Ohrgeräusch in der Regel nach Absetzen des Medikamentes wieder. Als weitere Medikamente kommen in Frage das Chinin, bestimmte entwässernde Medikamente (Diuretika), bestimmte Antibiotika (Aminoglykoside) und verschiedene Chemotherapeutika, die in der Krebsbehandlung angewandt werden.

Immunogene Innenohrschwerhörigkeit

Insbesondere Prof. Arnold (derzeitiger Direkter der Universitäts-HNO-Klinik des Klinikums Rechts der Isar in München) ist die Erforschung und Beschreibung der immunogenen Innenohrschwerhörigkeiten zu verdanken, die sehr häufig mit Tinnitus kombiniert sind. Der zugrunde liegende Wirkungsmechanismus besteht u. a. darin, daß sich Stoffwechselprodukte aus der Immunabwehr von Viren oder Bakterien, sogenannte Immunkomplexe, entlang der feinen Blutgefäße des Innenohres ablagern, die den Blutstrom und damit die Funktion des Innenohres beeinträchtigen. Das Vorliegen solcher immunologischer Prozesse kann heute durch Blutuntersuchungen festgestellt werden. Therapeutische Möglichkeiten bestehen in der Anwendung von Cortison, da dieses Hormon die Bildung von Immunprozessen unterdrücken kann.

Kreislaufkrankheiten

Störungen des Kreislaufsystems, vor allem Herzrhythmusstörungen, aber auch hoher Blutdruck können die Durchblutung des Innenohres gefährden und zu Funktionsstörungen führen. Solchen Kreislaufstörungen auf die Spur zu kommen ist eine wichtige Aufgabe der Hausärzte und Internisten.

Stoffwechselkrankheiten

Krankheiten des Wasserhaushaltes, des Fett- und Zuckerstoffwechsels, insbesondere die Zuckerkrankheit (Diabetes mellitus), müssen rechtzeitig erkannt und konsequent behandelt werden. Die Behandlung solcher Grundkrankheiten setzt immer das persönliche Engagement des Patienten voraus, der wie beim Diabetes mellitus gefordert ist, aktiv mitzuarbeiten. Gerade auch beim chronischen Tinnitus können die genannten Stoffwechselkrankheiten zu einer Verschlechterung des Ohrgeräusches führen.

Erkrankungen des zentralen Nervensystems

Verschiedene neurologische Erkrankungen (Nervenkrankheiten) können ebenfalls mit Ohrgeräuschen verknüpft sein. Die wichtigste Erkrankung ist hierbei die Multiple Sklerose. Besteht der Verdacht auf eine neurologische Erkrankung, muß der Facharzt zu Rate gezogen werden, der die entsprechende geeignete Behandlung dann einleitet und durchführt.

Tinnitus aufgrund von Gefäßveränderungen

Stenosen, also Einengungen der Blutgefäße (insbesondere der Hauptschlagader des Halses und der Halsschlagadern entlang der Wirbelsäule), aber auch Herzfehler können dazu führen, daß Strömungsgeräusche in der Blutbahn bis Ohr weitergeleitet werden. Normalerweise ist der Pulsschlag im Ohr nicht zu hören. Da unser Puls einen ungeheuren Lärm im Ohr verursachen würde, weist der Teil des Ohres, in dem die Schallwellen in Nervenimpulse umgewandelt werden (Innenohr), keine Blutgefäße auf. Statt Blut zu empfangen, schwimmt dieser Bereich ständig in einer Lösung, die die notwendigen Nährstoffe herantransportiert, die sogenannte Endo- und Perilymphe.

Typischerweise führen krankhafte Veränderungen der Schlagadern zu einem klopfenden Geräusch oder einem Rauschen, das mit dem Pulsschlag synchron zu hören ist. Der Untersucher kann in den meisten Fällen mit Hilfe eines Stethoskops die Umgebung des Ohres abhorchen und hört dieses Strömungsgeräusch.

Ein besonderes Krankheitsbild stellen Gewächse dar, die aus Blutadern entstehen. Hierzu gehören die Blutschwämme (Hämangiome) und der Glomustumor des Mittelohres oder der Hauptschlagader. Der Tumor besteht aus Wucherungen von Blutgefäßen; er bildet einen Gefäßknäuel, der in Folge seiner Nachbarschaft zu Mittelohranteilen oder auch durch Strömungsgeräusche ein pulsierendes Ohrgeräusch verursacht.

Besonders nach Kopftraumen, aber auch spontan oder durch geburtsbedingte Anomalien kann es zu arteriovenösen Fisteln kommen. Dies sind Verbindungen zwischen den abfließenden (Venen) und den zuführenden Blutleitern, den Arterien. Normalerweise sind diese beiden Gefäßsysteme durch Haargefäße (Kapillaren) voneinander getrennt. Entstehen hierbei jedoch Verbindungen, treten ausgeprägte, ebenfalls pulssynchrone Kopf- oder Ohrgeräusche auf. Alle diese mit pulssynchronen Ohrgeräuschen verbundenen Gefäßerkrankungen sind in der Mehrzahl der Fälle auch durch eine geeignete Therapie zu behandeln. Die Therapie richtet sich nach der individuellen Situation und ist in der Regel operativ: Tumoren des Gefäßsystems müssen meistens durch Operation entfernt werden. Die genannten Fisteln im Bereich des Schädels können heute mittels eleganter Techniken aus der Radiologie verödet werden.

Auch internistische Erkrankungen, die die Fließeigenschaften des Blutes verändern, können zu pulssynchronen Ohrgeräuschen führen, z. B. eine Blutarmut oder eine starke Vermehrung der Blutkörperchen.

»Jugular-outlet-Syndrom«

Bei dieser besonderen Art des Tinnitus berichten die Patienten über ein einseitiges Rauschen im Ohr, das mitunter als pulssynchron angegeben wird. Eigenartigerweise führt eine Wendung des Kopfes in die eine oder andere Richtung oder auch ein nur leichter Druck an die betroffene Halsregion zu einem völligen Verschwinden des Ohrgeräusches. Als Ursache wird ein nicht normaler Strömungsfluß im Bereich der großen Venen des Halses und des Gehirnes vermutet. In wenigen Fällen findet man einen gesteigerten Hirndruck. Da es hierfür verschiedene Ursachen gibt, ist immer eine nervenärztliche Untersuchung notwendig. Ist eine neurologische Erkrankung ausgeschlossen, so kann in solchen Fällen, in denen das Ohrgeräusch sehr plagt, die große Halsvene chirurgisch unterbunden werden. In der Regel hört das Ohrgeräusch danach auf.

Muskuläre Ursachen und Tubenfunktionsstörungen

Die Verbindung des Mittelohres zum Mund-Rachenraum über die Ohrtrompete (Tuba Eustachii) und die anatomische Tatsache, daß im Mittelohr zwei besondere Muskeln mit der Funktion der Gehörknöchelchen verknüpft sind, macht das Auftreten muskulärer Geräusche möglich.

Im Mittelohr existieren zwei Muskeln, zum einen der Musculus tensor tympani, der über den Hammergriff das Trommelfell in seiner Spannung verändern kann und der Musculus stapedius, der den Steigbügel bei zu starker Lärmbelastung nach hinten ziehen kann und somit eine starke Schallübertragung auf das Innenohr reduziert. Wie bei jedem Muskel des Körpers kann es auch bei diesen Muskeln durch nervale Fehlsteuerung oder durch eine Irritation des Muskels zu krampfartiger Anspannung kommen. Diese Muskelkrämpfe führen dann zu einem meist als Ticken empfundenen Ohrgeräusch. Dieses Ticken kann vom Untersucher in manchen Fällen äußerlich gehört werden. Oft ist dieses Phänomen nur vorübergehend, selten muß es durch Medikamente behandelt werden, die beruhigend auf die Muskulatur wirken (Magnesium, Muskelrelaxanzien). Im Extremfall können diese Muskeln durch eine kleine Operation durchtrennt werden, ohne wesentliche Folgen für das Ohr oder für den Patienten. Ein Teil der Kaumuskeln (Musculus tensor oder levator veli palatini) kann ähnlich wie die Mittelohrmuskeln durch Verkrampfungen oder Fehlinnervation zu störenden Geräuschen in der Ohrregion führen. Die Therapie dieser Störungen kann im Einzelfall sehr schwierig sein. Erfreulicherweise ist diese Art von Ohrgeräusch sehr selten.

Zu lästigen Ohrgeräuschen kann weiterhin die gestörte Funktion der Ohrtrompete führen. Sowohl der gestörte Schließmechanismus (klaffende Tube), als auch der gestörte Öffnungsmechanismus können ein Rauschen bzw. lästige Begleitgeräusche beim Schlucken und Kauen hervorrufen. Die Therapie dieser gestörten Tubenfunktion setzt die exakte Diagnostik voraus. Bei der offenen (klaffenden) Tube sind Maßnahmen notwendig, die den Verschluß herbeiführen (meistens Gewichtszunahme, unter Umständen Injektion von Teflon im Bereich der Tubenöffnung). Eine verschlossene Tube führt zur Minderbelüftung des Mittelohres. Sie wird behandelt durch Einlage eines Paukenröhrchens und Training der Tubenfunktion; hierzu eignet sich das Durchblasen.

Die apparative Diagnostik der Ohrgeräusche

Die Diagnostik eines Ohrgeräusches erfordert die Kenntnisse der anatomischen und physiologischen Strukturen unseres zentralen und peripheren Hörsystems und eine umfangreiche apparative Meßtechnik, die den modernen wissenschaftlichen Erkenntnissen gerecht wird. Im Zentrum der Diagnostik stehen die verschiedenen Hörprüfungen. Die einfache Form der Hörprüfung mit Hilfe der Stimmgabel ist immer noch ein äußerst wichtiger Bestandteil der Hörprüfungen. Bereits mit Hilfe einfacher Stimmgabeln unterschiedlicher Frequenz kann der erfahrene Arzt eine Schädigung des Innenohres von einer Schädigung des Mittelohres unterscheiden. Trotz der heute vorhandenen subtilen technischen Meßmethoden hat die Stimmgabeluntersuchung nicht an Bedeutung verloren.

Audiogramm

Bei der sogenannten Audiometrie wird unter Mithilfe des Patienten das gesamte Spektrum des menschlichen Hörvermögens getestet (subjektive Audiometrie). Beim Reinton-Audiogramm wird das Hörspektrum mittels Gabe von reinen Sinustönen abgefragt. Diese Untersuchung, die möglichst in einem schalldichten Raum durchgeführt werden soll, zeigt, in welchen Frequenzbereich die Hörverluste liegen und welches Ausmaß dieser Hörverlust hat. Das Verständnis des Sprachgehörs wird mittels Gabe von Wörtern und Zahlen in unterschiedlicher Intensität geprüft. Hierbei kann sich der Arzt einen Eindruck über das soziale Gehör verschaffen, über den Gehöranteil also, den wir im täglichen Leben zur Verständigung benötigen. Wichtig ist bei allen Patienten die Bestimmung der Unbehaglichkeitsschwelle bei mindestens 3 Frequenzen (500, 2000 und 4000 Hertz). Bei vielen Tinnituspatienten ist die Unbehaglichkeitsschwelle herabgesetzt, d. h. die Empfindsamkeit gegenüber höheren Lautstärken ist erheblich gesteigert. Dies führt bei den Patienten zu einer Übersensibilität, die im Extremfall als generalisierte Hyperakusis bezeichnet wird.

Bei der Tinnitustherapie mit Hilfe des sogenannten Retrainings (siehe Seite 78 ff) zeigt sich, daß die Unbehaglichkeitsschwelle durch das Training zu höheren Lautstärken hin, also im positiven Sinne ansteigt. Gerade um diesen Aspekt zu überprüfen, ist die Bestimmung der Unbehaglichkeitsschwelle eine sehr wichtige Untersuchung.

Tympanometrie

Die Funktion des Mittelohres wird mit Hilfe der Tympanometrie erfaßt. Dabei werden mit Hilfe eines bestimmten Meßapparates die Schwingungsfähigkeit des Trommelfelles, indirekt die Belüftung des Mittelohres und der Stapediusreflex gemessen.

Messung des Recruitments

Ein sogenanntes Recruitment macht sich für den Patienten als eine krankhafte Überempfindlichkeit gegenüber Lärm bemerkbar. Normalerweise kann das Innenohr sehr gut auch größere Lautstärken ausgleichen, ohne daß dabei das Verständnis leidet. Bei bestimmten Innenohrschwerhörigkeiten ist diese Fähigkeit gestört, der Patient wird sehr geräuschempfindlich und kann z. B. Geschirrklappern nicht mehr ertragen. Dieses Phänomen läßt sich mit Hilfe einer speziellen Hörprüfung feststellen und objektivieren. Das Vorliegen eines Recruitments läßt auf einen Innenohrschaden schließen.

Weitere objektive Hörprüfungen

Über die geschilderten Untersuchungen hinaus gibt es Verfahren, die es dem Untersucher erlauben, aufgrund objektiver Meßergebnisse das Hörvermögen zu überprüfen. Hierzu zählen die sogenannten otoakustischen Emissionen, die Hirnstammpotentiale und bei bestimmten Fragestellungen auch die Tinnitusbestimmung.

Otoakustische Emissionen

Die Messung der otoakustischen Emissionen ist einer der wesentlichen Fortschritte der letzten Jahre. Mit Hilfe dieser Untersuchung ist es möglich, gezielt die Funktion des Innenohres zu überprüfen. Grundlage ist die Tatsache, daß auch das menschliche Ohr (genauso wie z. B. die Fledermaus) nicht nur Töne empfangen kann, sondern auch Töne abgibt. Durch eine spezielle Anordnung von Mikrophon und Tongeber in einer kleinen Sonde kann das menschliche Ohr angeregt werden zu bestimmten Emissionen, also Schallaussendungen des Innenohres. Nur das gesunde Innenohr ist in der Lage, diese otoakustischen Emissionen auszusenden. Sofern schallübertragende Hindernisse im Mittel- und äußeren Ohr ausgeschlossen sind, kann somit beurteilt werden, ob das Innenohr geschädigt ist. Bei einer Schwerhörigkeit infolge einer Hirnhautentzündung lassen sich z. B. normale otoakustische Emissionen ableiten, obwohl der Patient hochgradig schwerhörig ist: der Schaden liegt hier nicht im Innenohr, sondern infolge der Hirnentzündung zentral. Die große Bedeutung dieser Untersuchung liegt auch darin, daß sie praktisch ab dem ersten Lebenstag durchgeführt werden kann.

Die Hirnstammpotentiale

Durch Nervenaktivität fließen ständig winzige Ströme entlang der Nerven, die sich von außen messen lassen. Sie sind beispielsweise Grundlage des EKGs. Auch am Gehirn können sie abgeleitet werden. Die Messung der Hirnstammpotentiale (BERA) ist eine Sonderform des Elektroenzephalogramms (EEG). Mit Hilfe akustischer Reize läßt sich speziell für die Hörbahn ein ganz bestimmtes elektrisches Muster an der Hirnrinde über angelegte Elektroden ableiten. Dieses spezifische Muster weist Störungen auf, wenn die zentrale Hörbahn geschädigt ist, z. B. aufgrund eines Tumors, eines gutartigen Akustikusneurinoms oder auch bei der Multiplen Sklerose. Der in der Auswertung dieser differenzierten Untersuchung erfahrene Otologe kann sogar auf den Ort der Störung im Gehirn schließen. Akustikusneurinome lassen sich mit Hilfe dieser Untersuchung mit weit über 90%iger Sicherheit herausfinden. Für diese wichtige Messung liegt der Patient entspannt, während über Kopfhörer akustische Signale gegeben werden. Über am Kopf angeklebte Elektroden können die elektrischen Signale des Gehirns abgeleitet werden. Die Untersuchung ist völlig harmlos und mit keinerlei Schmerzen verbunden.

Die Tinnitusbestimmung

Bei der Bestimmung eines Ohrgeräusches ist man heute immer noch auf die Mithilfe des Betroffenen angewiesen. Man versucht, mit Hilfe eines Audiometers die Frequenz und die Lautstärke des Ohrgeräusches festzulegen. Darüber hinaus mißt man, ob ein Geräusch, das dem Patienten in das Ohr gegeben wird, zu einem vorübergehenden Verschwinden oder Leiserwerden des eigentlichen Ohrgeräusches führt (»Residual Inhibition«). Daraus läßt sich in manchen Fällen ein Nutzen für die Therapie ableiten, indem mit Hilfe eines speziellen »Tinnitus-Maskers« versucht wird, diesen Effekt der speziellen Tinnitusunterdrückung auszunützen. Leider sind die Fälle relativ selten, bei denen es durch eine solche Verdeckung des Ohrgeräusches zu einer Linderung des eigentlichen Ohrgeräusches kommen kann. Aus diesen Gründen wurde die klassische Maskerbehandlung, also die Verdeckung eines Ohrgeräusches mit speziellen Geräten, weitgehend wieder verlassen, zugunsten der Retrainingtherapie.

Spezielle Ergebnisse der Audiometrie

Störungen des Tieftonhörens

Eine Besonderheit ist das gestörte Hörvermögen mit einem Tinnitus im Tieftonbereich. Vermutlich beruht die Störung des Tieftonhörens auf einem sogenannten Hydrops, das heißt, auf einer Störung des Wasserhaushaltes im Innenohr, die zur Schwellung führt. Aufgrund dieser Störung kommt es zu einem Überdruck im Innenohr und – damit verbunden – zur vorübergehenden (fluktuierenden) oder dauerhaften Funktionsstörung des Hörorgans. Meistens ist dabei das Ohrgeräusch durch ein Brummen charakterisiert. Der Hydrops des Innenohres kann Ausgangspunkt für die Entwicklung einer Ménièreschen Krankheit sein, also auch mit Schwindelanfällen verbunden sein. Die Therapie dieser besonderen Hörstörung ist sehr dankbar und aussichtsreich. Zunächst wird eine Entwässerungstherapie mit ausschwemmenden Substanzen (z.B. Furosemid) eingeleitet. Da diese Substanzen jedoch auf Dauer das Ohr schädigen, dürfen sie nur kurz gegeben werden. Als längerfristige Medikation eignet sich zur Fortsetzung der Behandlung Betahistin (z.B. Aequamen forte®), zunächst hochdosiert und später in der Dosierung abfallend. Diese Tieftonstörungen sind häufig mitbeeinflußt durch Störungen der Halswirbelsäulenfunktion, weshalb hier die Diagnostik ausgeweitet werden muß.

Störungen des Hochtongehöres

Ein hochfrequenter Tinnitus in Begleitung einer Hochtonstörung ist sehr häufig verursacht durch eine lärmbedingte Schwerhörigkeit, aber auch das typische Zeichen einer Hörstörung mit Tinnitus in Verbindung mit einer sogenannten Altersschwerhörigkeit. Das hierbei auftretende Ohrgeräusch in Form von Rauschen, hochtönigem Pfeifen oder besonders unangenehm in Form eines kreissägenähnlichen Ohrensausens, beeinträchtigt die Patienten besonders stark. Leider sind die therapeutischen Maßnahmen hier nicht so erfolgversprechend wie bei den Störungen des Tieftongehöres. Die größte Zahl aller Patienten mit chronischem Tinnitus leidet an einem Ohrgeräusch dieses Typs.

Hyperakusis

Unter Hyperakusis versteht man die pathologisch gesteigerte Empfindlichkeit des Hörsystems gegenüber Lärmquellen, die dadurch wesentlich lauter erscheinen. In den meisten Fällen beruht die Geräuschunverträglichkeit auf einer Schädigung des Innenohres, die bis zur Überempfindlichkeit der Hörnervenzellen gegenüber der Beschallung geführt hat (Recruitment). Diese Überempfindlichkeit kann jedoch auch durch eine überhöhte Empfindlichkeit der zentralen Hörsysteme entstanden sein. Dies findet man häufig als Ausdruck der »Manager-Krankheit«, das heißt eines schlecht verarbeiteten psychisch-physischen Stresses. Bei diesem zentralen Prozeß ist also das Hörsystem im Gehirn entgleist, so daß ein Funktionsverlust der hemmenden Systeme eingetreten ist. Die Hyperakusis kann alleine bestehen oder von einem Ohrgeräusch begleitet sein.

Naturgemäß führt diese Lärmüberempfindlichkeit dazu, daß sich der Patient aus dem öffentlichen Leben zurückzieht. Jegliche Lärm- und Geräuschbelastung wird vermieden, selbst das Klingeln eines Telefons oder das Geschirrklappern werden typischerweise als äußerst belastend empfunden. Die Flucht in die Stille führt zu einer gesellschaftlichen Isolation. Sie führt aber auch dazu, daß die Sensibilität gegenüber Geräuschen immer mehr zu-, statt abnimmt. Therapeutisch müssen diese Patienten langsam wieder an die Umgebungsgeräusche gewöhnt werden. Das beratende Gespräch muß dem Patienten auch zeigen, daß er nicht die Stille suchen, sondern die Stille vermeiden muß. Dies gelingt meist schon durch Ratschläge zum Musikhören, zum Leben mit Hintergrundmusik bis hin zur Durchführung einer Retrainingtherapie (siehe Kapitel 6). Bei diesen Patienten ist der beratende und in der Therapie erfahrene Arzt besonders verpflichtet, den Patienten durch diese Trainingsphase zu begleiten, denn eine Therapie mit Medikamenten ist bei dieser Form der Hörstörung nicht möglich.

Audiologische Meßmethoden zur Tinnitusdiagnostik

- Stimmgabelversuch
- Reinton-Audiometrie
- Bestimmung der Unbehaglichkeitsschwelle
- Bestimmung des Recruitments
- Tympanometrie
- Otoakustische Emissionen
- BERA (akustisch evozierte Hirnstammpotentiale)

Die Diagnostik psychosomatischer Störungen

Die durch ein Tinnitusleiden ausgelösten psychischen Folgeprobleme können in ihrer Art sehr verschieden sein. Sie reichen von leichten Konzentrationsstörungen bis zur Depression und zu Ängsten. Mitunter schleichen sich solche Störungen unbewußt in das Leben des von Tinnitus geplagten Menschen ein. Um hierüber die entsprechenden Diagnosen stellen zu können, die die Belastung des Patienten durch diese Störungen und durch den Tinnitus messen, wurde in Deutschland von Goebel und Hiller ein spezieller Fragebogen entwickelt. Um psychosomatische Störungen zu erfassen, steht eine ganze Reihe psychologischer Tests und Fragebögen zur Verfügung. Der von Goebel und Hiller speziell zur Tinnitusdiagnostik und -behandlung entwickelte Fragebogen ist aber in seiner Spezifität und Genauigkeit bezüglich der Komplexität des Tinnitusleiden einmalig. Der ursprünglich von Hallam (bekannter Tinnitusexperte auf dem Gebiet der Psychologie in London) konzipierte Test wurde von Goebel und Hiller 1989 übersetzt, abgewandelt und bezüglich seiner Aussagekraft und Wertigkeit in den folgenden Jahren überprüft. Dieser Test erfaßt die psychische Beeinträchtigung durch den Tinnitus, die Penetranz (Aufdringlichkeit) des Tinnitus, Hörprobleme, Schlafstörungen und körperliche Beschwerden durch den Tinnitus. Er wird heute auch in großem Rahmen in der Begutachtung von Tinnituspatienten eingesetzt.

Dank der hervorragenden Zuverlässigkeit (Reliabilität) dieses Tests muß heute gefordert werden, daß der Erfolg einer bestimmten Tinnitus-Therapie oder eines Krankheitsverlaufes mit Hilfe dieses Tests überprüft und belegt wird.

Bildgebende Diagnostik

Wenn aufgrund der klinischen und apparativen Untersuchung der Verdacht auf ein organisches Ohrgeräusch besteht, kommen ganz bestimmte bildgebende Verfahren zum Einsatz, die die Strukturen der zentralen Hörbahn direkt oder indirekt darstellen können.

Hierzu zählt in erster Linie die sogenannte Magnetresonanztomographie (MRT, auch Kernspintomographie). Mit Hilfe dieser modernen Untersuchung, die keine Röntgenstrahlen verwendet, sondern auf der Messung magnetischer Felder beruht, kann heute sehr exakt und bis zu einer Auflösung von 1–2 mm das Gewebe im Gehirn und Körper bildhaft dargestellt werden. Diese Untersuchung eignet sich vorzüglich, um auch kleine Akustikusneurinome nachzuweisen, die im inneren Gehörgang wachsen können.

Besonders bei pulssynchronen Ohrgeräuschen muß nach Strömungshindernissen in der Blutbahn oder nach Blutgefäßveränderungen gesucht werden. Hierzu eignen sich zunächst hervorragend die Doppler- und Duplexsonographie, verschiedene Untersuchungsmethoden mittels Ultraschall. Wenn hierbei Hinweise für ein Geschehen in der Blutbahn gefunden werden, muß mit Hilfe einer Röntgenuntersuchung der Blutgefäße (Angiographie), die gezielt für einzelne Äste der Blutbahn durchgeführt werden kann, das Gefäßsystem dargestellt werden. Bei dieser Untersuchung wird ein Katheter in ein großes Blutgefäß eingebracht und Kontrastmittel injiziert.

Zukünftige diagnostische Verfahren

In naher Zukunft wird es nicht nur die Möglichkeit geben, die Strukturen des Gehirns darzustellen, sondern auch dessen Funktionsabläufe. Durch Darstellung bestimmter Stoffwechselvorgänge bzw. Stoffwechselprodukte im Gehirn mittels besonderer Varianten der Kernspintomographie kann vielleicht eines Tages der Entstehungsort eines Ohrgeräusches im Gehirn bildhaft dargestellt werden. Ob sich daraus therapeutische Konsequenzen ableiten lassen, muß abgewartet werden.

Prinzipien der medikamentösen Behandlung des Tinnitus

Grundlagen

Unter der Vorstellung, daß Durchblutungsstörungen die Hauptursachen bei der Entstehung von Ohrgeräuschen sind, werden vor allem in der Akutbehandlung durchblutungsfördernde Mittel eingesetzt. Die hierbei verwendeten Mittel wirken teils gefäßerweiternd, teils verbessern sie die Fließeigenschaften des Blutes. Um eine möglichst rasche und intensive Wirkung zu erzielen, werden die Substanzen als Infusionen gegeben. Beim chronischen Ohrgeräusch ist eine solche durchblutungsfördernde Therapie nicht mehr sinnvoll. Hierzu werden Medikamente gesucht, die in die Vorgänge bei der Hörsignalübertragung im Innenohr und Gehirn eingreifen können.

Um die Wirksamkeit solcher Tinnitusmedikamente zu verstehen, ist ein Blick ins Gehirn und das Kennenlernen der Funktionsweise des Gehirns interessant. Zunächst bewegte die Forscher die große Frage, durch welche Vorgänge der Informationsfluß, auch beim Hören, im Gehirn von einer Nervenzelle auf die andere übertragen wird. Man hatte schon früher unter dem Mikroskop gesehen, daß die Verbindung zwischen einzelnen Nervenzellen durch kleine Umschaltstellen, die sogenannten Synapsen, bewerkstelligt wird. Man wußte jedoch lange nicht, wie die Signale in diesen Synapsen verarbeitet und übertragen werden. Bis in die vierziger Jahre dieses Jahrhunderts war unklar, ob die Übertragung von Informationen chemischer oder elektrischer Natur ist. Dann fanden John Eccles und andere Forscher die ersten Hinweise auf eine chemische Übertragung. Für diese Forschungen erhielt Eccles den Nobelpreis.

Synapsen

Der chemische Charakter der synaptischen Übertragung an den neuromuskulären Endplatten (der Verbindung zwischen impulsübertragendem Nerven und der mechanisch arbeitenden Muskulatur) war in der Herzmuskulatur oder im vegetativen Nervensystem bereits viel früher bekannt. Die meisten Synapsen im Gehirn von Säugetieren einschließlich des Menschen sind chemische Synapsen. Allerdings haben sich in der letzten Zeit zahlreiche Hinweise dafür ergeben, daß es im menschlichen Gehirn auch eine Reihe elektrischer Synapsen gibt. Zwischen einer elektrischen und einer chemischen Synapse bestehen wichtige Unterschiede: eine chemische Synapse ist von Natur aus plastisch: sie kann auf viele Arten und auf verschiedenen Ebenen so verändert werden, daß die Aktivität der kommunizierenden Nervenzelle zu- oder abnimmt. Elektrische Synapsen dagegen sind starr und nicht veränderbar. Die Informationen können nicht abgewandelt werden, da keine strukturellen oder chemischen Veränderungen möglich sind. Lernen und Gedächtnis hätten sich in einem Nervensystem, das nur elektrische Synapsen besitzt, nicht entwickeln können. Das menschliche Ohr verfügt im hirnfernen (peripheren) Teil zur Schallübertragung im wesentlichen über elektrische Synapsen. In den weiter höheren, also zentral gelegenen Strukturen der Hörbahn kommen zunehmend chemische Synapsen zum Einsatz, die an der Hör-Erfahrung, dem Hör-Erleben und den damit verbundenen Lernvorgängen beteiligt sind.

Die elektrische Synapse läßt sich durch das Betäubungsmittel Lidocain beeinflussen, das die Zellmembranen der Nervenzellen stabilisiert und die Reizübertragung blockiert.

Überträgerstoffe

Die chemischen Synapsen verwenden chemische Übertragungsstoffe zwischen den Nervenzellen, die Neurotransmitter, von denen einige bereits sehr gut erforscht sind, wie z. B. Glutamat, GABA (Gamma-Aminobuttersäure), Acetylcholin, Dopamin, Noradrenalin. Dazu kommt das Serotonin, dessen Vorstufe das Melatonin ist, das derzeit experimentell bei anderen Krankheiten eingesetzt wird. Die Forschung auf dem Gebiet der Neurotransmitter ist spannend, und es gibt fast täglich neue Hypothesen über ihre Angriffspunkte, Rezeptoren und deren pharmakologische Beeinflußbarkeit.

Blockade der Transmitterwirkung

Die Neurotransmitter können durch verschiedene chemische Substanzen in ihrer Wirkung blockiert werden. Am eindrucksvollsten geschieht dies durch Rauschgifte wie Lysergsäurediethylamid (LSD und deren Abkömmlinge), die zu halluzinatorischen Effekten und zu einem Zusammenbruch der normalen Hirnaktivität führen. Im positiven therapeutischen Sinne können Pharmaka eingesetzt werden wie die Neuroleptika (zur Behandlung von Schizophrenien) und die Antidepressiva (zur Behandlung von Depressionen). Diese Medikamente wirken in sehr gut definierter Weise an der chemischen Aktivierung oder Inaktivierung der spezifischen Überträgerstoffe. Ob sich aus diesen bereits bekannten und gut erforschten Medikamenten Pharmaka ableiten lassen, die auch das Ohrensausen positiv beeinflussen, muß noch abgewartet werden. International wird derzeit am intensivsten an den Neuroleptika gearbeitet, die einen Einfluß auf das Dopamin- und Noradrenalinsystem im Gehirn haben. Aus der Erfahrung mit Drogensüchtigen ist bekannt, daß Drogen wie LSD zu akustischen Halluzinationen, also zu Tinnitus führen. Es ist nicht auszuschließen, daß aus der weiteren Erforschung der Neurotransmitter aus Substanzen wie dem LSD eines Tages eine »Tinnituspille« entwickelt werden kann.

Tiermodelle

Die Entwicklung von Medikamenten gegen Tinnitus hat ein großes Problem: es fehlt ein Tiermodell. Heutzutage ist keine Möglichkeit gegeben, bei einem Versuchstier einen Tinnitus in reproduzierbarer und nachweisbarer Form zum Entstehen zu bringen. Diese fehlende Möglichkeit des Tierversuches und des Tiermodells schränken die Entwicklung von Medikamenten gegen Tinnitus sehr stark ein. Nur indirekt gelingt es, durch Gabe sehr hoher Dosen von Acetylsalicylsäure (z.B. Aspirin®) und durch Ableitung bestimmter Impulse aus der Hörschnecke (Cochleapotentiale), eine tinnitusähnliche Störung beim Tier (Ratte oder Katze) zu erzeugen. Versuche dieser Art belegten eine Wirkung des Lidocains (Lenarz). Daraus leitet sich die heute weitverbreitete Ansicht ab, daß Lidocain membranstabilisierend wirke. Manche Forscher vertreten die Ansicht, daß es sich beim Tinnitus um eine ähnliche Störung handelt wie bei den Krampfleiden, das heißt um eine unkontrollierte Aktivität der Nervenzellen. Aus dieser Ansicht heraus empfehlen einige Tinnitusspezialisten den Einsatz von Epilepsie-Medikamenten wie Carbamacepin. Wegen der nicht unerheblichen Nebenwirkungen dieser Medikamente und der nicht ausreichenden Wirksamkeit werden sie jedoch nur selten verordnet.

Lidocaintest und experimentelle Ansätze

Aus dem Wissen um die Wirkung des Lidocains hat sich der sogenannte Lidocaintest entwickelt. Er hat auch heute noch seinen Stellenwert in Bezug auf die Diagnostik des Ohrgeräusches und auch auf dessen Therapie. Beim Lidocaintest wird dem Patienten eine Kurzinfusion von Lidocain innerhalb 20 Minuten in die Vene gegeben. Dabei werden kontinuierlich das EKG, der Blutdruck und die Sauerstoffsättigung des Blutes überwacht. Unter der Lidocaingabe kann es bei einem Teil der Patienten zu einem völligen Verschwinden des Ohrgeräusches kommen; allerdings kehrt es etwa 2–5 Minuten nach Infusionsende wieder. Beim akuten Tinnitus kann Lidocain die Heilungschancen verbessern. Beim chronischen Tinnitus kann das Unterdrükken, auch wenn es nur vorübergehend ist, dazu beitragen, dem Patienten ein wenig Hoffnung zu geben. Immerhin existiert mit dem Lidocain eine Substanz, die das jeweilige Ohrgeräusch beherrschen kann, und die Weiterentwicklung dieses Medikaments kann vielleicht eines Tages Hilfe bringen.

Die hochdosierte intravenöse Gabe von Lidocain kann somit zu einer kurzen Tinnituspause führen, die über die Dauer einer pharmakologischen Wirkung hinaus eine Änderung der psychischen Einstellung zum Symptom bewirken kann: das Erleben eines vollständigen Verschwindens des Ohrgeräusches unter der Infusion ist so beeindruckend für den Patienten, daß auf dieses Erlebnis aufbauend eine geänderte psychische Einstellung zum Symptom erarbeitet werden kann. Darüber hinaus scheint es möglich zu sein, mit Hilfe des Lidocaintestes den Ort der Tinnitusentstehung herauszufiltern: die Tatsache, daß Lidocain intravenös gegeben seine Wirkung entfaltet, jedoch am Ohr direkt injiziert (Applikation über das runde Fenster im Mittelohr) nicht unbedingt gleichzeitig zu einem Verschwinden des Ohrgeräusches führt, zeigt im individuellen Fall, ob das Ohrgeräusch möglicherweise zentral oder im Innenohr seinen Ursprung hat. Die weitere pharmakologische Forschung wird zeigen, ob sich daraus andere Medikamente entwikkeln lassen, die auch schließlich in Tablettenform gegeben werden können.

Glutamat und Antagonisten als Tinnitus-Therapeutikum?

Glutamat ist ein Neurotransmitter, das heißt, die Substanz ist an der Signalübertragung der Nervenzellen beteiligt. Es ist ein chemischer Überträgerstoff zwischen zwei Nervenzellen. Die Nervenzellen müssen für den Empfang von Glutamat bestimmte Rezeptoren haben. Glutamat wird aus der Nahrung und aus dem Zellstoffwechsel in die Nervenzelle aufgenommen. Es kommt in kleinen Bläschen an den Nervenzellenden an und wird dort auf den Befehl der Nervenzelle hin freigesetzt. Anscheinend stellen Glutamat und die ihm zugehörigen Rezeptoren das Schlüsselsystem dar, das an der Speicherung von Gedächtnisinhalten (Lernen) beteiligt ist. An den Glutamatsynapsen findet man zwei Formen langdauernder synaptischer Plastizität (Formbarkeit) – die Langzeitpotenzierung und die Langzeitdepression der Nachbarzelle. In beiden Fällen können besondere Muster der synaptischen Aktivierung die Erregbarkeit der Nervenzelle für Stunden und länger verändern. Durch diese Vorgänge kann ein Tinnitus entstehen, indem er als Ton oder Geräusch von bestimmten Gehirnstrukturen chemisch »gelernt« und gespeichert wird. In der Tat sind diese beiden Erscheinungsformen synaptischer Plastizität momentan die beiden aussichtsreichsten Kandidaten, die als Mechanismen der Gedächtnisspeicherung im Gehirn in Frage kommen.

Wie könnte Glutamat gegen Tinnitus wirken? Dieser Botenstoff kann zu einer synaptischen Hemmung führen. Dadurch werden die Nervenzellen, die den Tinnitus produzieren, in ihrer Aktivität gehemmt.

Die Tatsache, daß es mindestens fünf verschiedene Glutamatrezeptoren an den Nervenzellen gibt, läßt die Anwendung von Glutmat als Infusion problematisch erscheinen. Zudem scheint Glutamat an der Nervenzelle nur dann synthetisiert zu werden, wenn es dort gebraucht wird. Im Stoffwechsel entstandenes oder mit der Nahrung aufgenommenes Glutamat scheint im Gehirn nicht wirksam zu sein. Die Komplexität des Glutamatsystems spricht dafür, daß eine Wirkung bei direkter intravenöser Gabe nicht zu erwarten ist. Dementsprechend wird in der Wissenschaft auch widersprüchlich über die Ergebnisse diskutiert. Dennoch ist Glutamat das erste Tinnitustherapeutikum, mit dem versucht wird, einen therapeutischen Einfluß auf die chemischen Schaltkreise des Gehirn zu gewinnen. Die Arbeitsgruppen um Ehrenberger in Wien haben sich seit Jahren der Erforschung dieser Neurotransmitter und deren Gegenspieler (Antagonisten) an den Rezeptoren der korrespondierenden Nervenzellen verschrieben. Noch ist deren Arbeit nicht mit dem entscheidenden Erfolg gekrönt. Wir müssen aber heute davon ausgehen, daß ein effektives Tinnitustherapeutikum mit hoher Wahrscheinlichkeit von diesem Typ sein wird, also ein Medikament, das die chemischen Neurotransmitter im Gehirn beeinflußt. Es ist zu erwarten, daß die moderne Gehirnforschung und die Neurophysiologie Medikamente dieser Art für Tinnitus und auch für andere Krankheitsbilder entwickeln wird.

Calcium-Antagonisten

Calcium spielt bei der Erregung von Nervenzellen eine sehr große Rolle. Es ist entscheidend beteiligt an der Auslösung von Aktionspotentialen, also der Impulse, die die Aktivität von Nerven- oder Muskelzellen steuern. Normalerweise werden Stoffe, die das calciumverarbeitende System im Körper hemmen, sogenannte Calciumantagonisten, bei Erkrankungen des Herzens und bei bestimmten Formen des Bluthochdrucks eingesetzt. Einige medikamentöse Aufbereitungen entfalten aber auch eine Wirksamkeit im Gehirn. Die Vorstellung einer Wirksamkeit beim Tinnitus beruht auf der »beruhigenden« Wirkung auf bestimmte Nervenzellen. Ein solcher Effekt ist bei manchen Tinnituspatienten tatsächlich festzustellen, vor allem bei hochfrequenten Ohrgeräuschen. Daher ist ein kurzzeitiger therapeutischer Versuch – unter Abwägung der Risiken aus den Nebenwirkungen – gerechtfertigt.

Die Therapie des akuten Tinnitus

Bei der Tinnitustherapie müssen das chronische und das akute Stadium unterschieden werden. Es ist die Aufgabe der modernen Medizin, eine möglichst hohe Erfolgsrate im Bereich des akuten Zustandsbildes zu erzielen, um die Entstehung eines chronischen Ohrgeräusches zu verhindern. Dies bedeutet, daß die Erst- und Akutbehandlung sehr verantwortungsbewußt durchgeführt werden muß. Wenn ein Ohrgeräusch aufgetreten ist, ob spontan, durch besondere Ereignisse oder nach Lärmeinwirkung, ist zunächst einmal das Gespräch mit dem HNO-Arzt die wichtigste Maßnahme. In Abhängigkeit von den vermuteten Ursachen des Ohrensausens wird der Arzt die erforderliche Diagnostik und die sich daraus ergebenden Gesichtspunkte für die Therapie besprechen. Bereits am Anfang eines Ohrensausens steht der Hinweis im Mittelpunkt, daß der Patient seine Aufmerksamkeit nicht auf das Ohrgeräusch richten, sondern im Gegenteil die akustische Wahrnehmung vom neuen Signal ablenken soll. Mit dieser Maßnahme kann bereits verhindert werden, daß das Ohrgeräusch durch »Lernprozesse« im Gehirn chronisch wird.

In manchen Fällen kann ein Ohrgeräusch auch ein Hilferuf des Körpers sein, wenn z. B. Arbeit, Sorgen oder Streß zuviel geworden sind. Oft tritt eine Überforderung unbewußt und schleichend ein. Befragen Sie sich selbst, ob das Ohrgeräusch ein solcher Hilferuf sein kann, und befassen Sie sich deshalb einmal mit folgenden Punkten:

- Überdenken Sie Ihre momentane Lebenssituation. Spielen Streßfaktoren bei Ihnen eine Rolle? Welche genau sind es?
- Versuchen Sie diese Streßfaktoren so weit wie möglich abzubauen.
- Besprechen Sie die Möglichkeit einer vorübergehenden Krankschreibung mit Ihrem Arzt.
- Achten Sie auf die Schlafhygiene (siehe Seite 140 f).
- Reduzieren Sie Ihren Termindruck.
- Schlagen Sie weder mit Alkohol noch mit der Ernährung über die Stränge!
- Vom Gefäßgift Nikotin sollten Sie Abschied nehmen.
- Suchen Sie sportliche Betätigung, dreimal in der Woche mindestens eine halbe Stunde.
- Meiden Sie die Stille: Wenn Sie absolute Stille aufsuchen, wird Ihr Ohrgeräusch immer vorhanden sein und Ihnen noch lauter erscheinen.

Vor allem der letzte Punkt sollte von Beginn an beachtet werden, um eine Chronifizierung des Ohrgeräusches zu verhindern. Als Maßnahmen hierzu können dienlich sein: leise Hintergrundmusik während des Tages und beim Einschlafen, Aufstellen eines tickenden Weckers am Nachttisch, Ablenken des akustischen Systems und Konzentration auf die immer vorhandenen Umweltgeräusche (Vogelzwitschern, andere Naturgeräusche), evtl. Aufstellen eines Springbrunnens im Schlafzimmer o. ä.

Dies sind Maßnahmen, die Sie von sich aus durchführen können. Parallel hierzu ist es die Aufgabe der Medizin, die tinnitusauslösende Ursache baldmöglichst zu behandeln.

Alle Fachleute sind sich darüber einig, daß ein Ohrgeräusch möglichst rasch nach seinem Auftreten neben der Aufklärung und Beratung auch medizinisch behandelt werden muß (s. Tab. 1). Als Ursache für die Entstehung eines Ohrgeräusches und gleichermaßen der akuten Hörstörung (Hörsturz) wird die Durchblutungsstörung im Innenohr angenommen. Diese Durchblutungsstörung kann aufgrund empfindlicher Prozesse der Innenhaut der Blutgefäße entstehen, beispielsweise durch einen Virusinfekt, der von vielen Forschern als Möglichkeit in Betracht gezogen wird. Aber auch Prozesse, bei denen Abwehr-(Immun-)vorgänge gegen körpereigene Zellen ablaufen, die sogenannten Autoimmunprozesse, können möglicherweise derartige Gefäßveränderungen auslösen. Diese Vorstellung führt zu der Konsequenz, daß Cortison gegeben wird, weil Cortison Entzündungsfolgen Autoimmunprozesse im Körper wirksam unterdrückt. Die Durchblutungsstörung kann jedoch auch aufgrund einer Gefäßverengung funktioneller oder anatomischer Art auftreten. Eine funktionelle Verengung der Gefäße kann möglicherweise gefördert werden durch Streß oder reflektorische Funktionsstörungen der Innenohrgefäße, über die wir noch nicht Bescheid wissen. Anatomische Engstellungen der Gefäße sind bei arteriosklerotisch veränderten (»verkalkten«) Blutgefäßen zu erwarten. Der Sauerstofftransport wird ebenfalls behindert durch Veränderungen der Fließeigenschaft des

Tab. 1 Tinnitus: Akute Phase

Medikamentöse Möglichkeiten	Physikalische Therapie	Begleitende Maßnahmen
Cortison Gefäßerweiternde Mittel Mittel zur Verbesserung der Fließeigenschaften des Blutes Calcium-Antagonisten Lidocain	Hyperbare Sauerstofftherapie (s. S. 62 ff)	Beratung Streßabbau Entspannung Schlafhygiene Untersuchung/ggf. Behandlung der Halswirbelsäule und des Kiefergelenkes

Blutes (Eindickung des Blutes), z.B. bei zu hohem Fettgehalt. Als Konsequenz führen alle diese Mechanismen zu einem Sauerstoffmangel der Nervenzellen.

Ziel sämtlicher Behandlungsmaßnahmen im akuten Zustand ist deshalb die Beseitigung dieses Sauerstoffmangels. Erreicht wird dies derzeit durch drei Behandlungsansätze:

- Die Verbesserung der Fließeigenschaften des Blutes
- Gefäßerweiternde Mittel
- Erhöhung der Sauerstoffkonzentration auf physikalischem Weg

Verbesserung der Fließeigenschaften des Blutes

Verschiedene Substanzen verbessern die Beweglichkeit der roten Blutkörperchen, die den Sauerstoff transportieren. Hierzu kommen derzeit die Medikamente Hydroxyethylstärke (HES) und Polysaccharide (Dextrane) zum Einsatz; sie werden als Infusion intravenös gegeben.

Großer Nachteil der Hydroxyethylstärke ist die Einlagerung ins Gewebe, die zu starkem Juckreiz noch lange nach den Infusionen führen kann. Nachteil der Dextrane ist die Gefahr der Allergie, auch wenn vor der Anwendung bestimmte antiallergisierende Substanzen gespritzt wurden. Aufgrund dieser Nebenwirkungen wird über die Anwendung dieser Medikamente derzeit kontrovers diskutiert, manche Wissenschaftler und Ärzte lehnen sie ab.

Gefäßerweiternde Mittel

Um allgemein Durchblutungsstörungen zu bekämpfen, wurde eine ganze Reihe von Mitteln entwickelt, die die Blutgefäße erweitern sollen. Ob diese gefäßerweiternden Mittel am Innenohr ausreichend wirken, ist bislang nicht erwiesen. Hierfür muß gewährleistet sein, daß sich die Gefäße überhaupt noch erweitern können und das Mittel am Zielort ansprechen kann.

Bei heute gängiger Infusionsbehandlung wird meist eine Kombination von gefäßerweiternden Mitteln und den Mitteln gewählt, die die Fließeigenschaft des Blutes verbessern. Beide Substanzgruppen können in einer Infusionslösung gegeben werden.

Erhöhung der Sauerstoffkonzentration auf physikalischem Weg

Unter erhöhtem Druck kann Sauerstoff auf physikalischem Weg im Blut angereichert werden. Diese Behandlungsform wird hyperbare Sauerstofftherapie genannt. Um das Wirkungsprinzip der hyperbaren Sauerstofftherapie zu verstehen, muß man sich mit dem Sauerstofftransport im Blut vertraut machen. Sauerstoff wird im Blut hauptsächlich über die roten Blutkörperchen transportiert, an die der Sauerstoff mittels des roten Blutfarbstoffes, des Hämoglobins, in der Lunge angekoppelt wird. Die Blutkörperchen gelangen mit dem Blutstrom ins Gewebe; dort kann der Sauerstoff zum Verbrauch im Gewebe wieder vom Hämoglobin abgekoppelt werden. Beim gesunden Mensch werden durch die normale Lungenatmung alle Blutkörperchen mit Sauerstoff gesättigt, so daß unter normalen Bedingungen kein Sauerstoff mehr zusätzlich aufgenommen werden kann. Die Sauerstoffaufnahme kann lediglich dadurch reguliert werden, daß der Körper mehr roten Blutfarbstoff und rote Blutkörperchen bildet, die dann insgesamt mehr Sauerstoff aufnehmen können. Dies tritt beispielsweise ein, wenn sich der Mensch in großen Höhen aufhält.

Das zweite Prinzip des Sauerstofftransportes ist die physikalische Lösung des Sauerstoffes im Blut. Ähnlich wie die Lösung der gasförmigen Kohlensäure im Mineralwasser löst sich ein kleiner Teil des Sauerstoffes auch physikalisch im Blut. Der Anteil des physikalisch gelösten Sauerstoffes ist abhängig vom Außendruck und kann unter höherem Umgebungsdruck erhöht werden. Diesen Effekt macht man sich mit Hilfe einer Druckkammer zunutze, indem der Patient unter erhöhten Umgebungsdruck gebracht wird und dort reinen Sauerstoff unter ganz genau vorgeschriebenen Bedingungen atmet. Durch diesen Vorgang kommt es zu einer Sauerstoffanreicherung im Innenohr, die entsprechend tierexperimenteller Untersuchungen von Frau Lamm an der Technischen Universität München den Sauerstoffanteil um 400% erhöht. Somit stellt die hyperbare Sauerstofftherapie (HBO, O für Oxygen [engl.] Sauerstoff) die einzige Sauerstofftherapie dar, die aufgrund physikalischer Vorgänge mit Sicherheit den Sauerstoffgehalt im Gewebe erhöht.

Die derzeitige Einstellung der Fachleute zur Behandlung akuter Innenohrstörungen wie Tinnitus und Hörsturz geht dahin, daß zunächst eine Infusionsbehandlung mit o. g. Medikamenten für durchschnittlich 10 Tage durchgeführt wird. Ist damit keine oder nur eine unzureichende Verbesserung der Symptomatik zu erreichen, wird die hyperbare Sauerstofftherapie empfohlen. Der abwartende Einsatz der hyperbaren Sauerstofftherapie wird mit den hohen Kosten dieser Maßnahme begründet. Wenn wir annehmen, daß Tinnitus durch einen akuten Sauerstoffmangel des Innenohres verursacht wird, wäre allerdings der sofortige Einsatz der hyperbaren Sauerstofftherapie wünschenswert.

Die Diskussion der verschiedenen Therapiemöglichkeiten wird durch den Umstand erschwert, daß es dem Körper, wie bei anderen Krankheiten auch, gelingen kann, Funktionsstörungen des Innenohres selbst zu heilen. Dies nennt man die sogenannte Spontanheilung von Hörsturz und Tinnitus, den aktuellen Studien zufolge in etwa 60% der Fälle eintritt. Da sich im Einzelfall nicht erkennen läßt, ob das Symptom Ohrgeräusch oder auch der Hörsturz von selbst abheilen wird, muß der Arzt immer eine Soforttherapie durchführen. Er kann nicht 10 Tage ohne Therapie zuwarten, weil aufgrund der pathophysiologischen Vorstellungen des akuten Sauerstoffmangels eine Soforttherapie notwendig ist. Die Diskussion hierüber ist derzeit noch voll im Gange. Sie läuft auf die Frage hinaus, wieviel uns die Akuttherapie der Innenohrstörungen wert ist, um sie sofort und möglichst effizient zu behandeln und um damit chronische Schwerhörigkeit und Ohrgeräusch zu verhindern. Wird die Grundlagenforschung in der Zukunft bestätigen, daß unsere bisherigen Vorstellungen über einen Sauerstoffmangel als Ursache dieser akuten Innenohrstörungen richtig sind, wird die hyperbare Sauerstofftherapie als erste Behandlungsmaßnahme gefordert werden.

Die hyperbare Sauerstofftherapie in Deutschland

Während in anderen Ländern (z.B. USA, Japan, Rußland, Italien und Frankreich) an jeder größeren Klinik eine Überdruckkammer für die hyperbare Sauerstofftherapie zur Verfügung steht, reicht die Versorgung in Deutschland, Österreich und der Schweiz noch nicht aus. Allerdings vergrößert sich in Deutschland die Zahl solcher Behandlungszentren rapide. Vermutlich wird bereits 1997 mit der Installation von etwa 50 Druckkammerzentren eine flächendeckende Versorgung möglich sein. Da diese Behandlung hierzulande noch jung und noch nicht voll anerkannt ist, wurden noch keine einheitlichen Behandlungsmaßstäbe und Richtlinien definiert. Dies ist jetzt erst im Gange, und eine Reihe von Druckkammerzentren hat sich in einem Bundesverband privater Druckkammerzentren zusammengeschlossen. Die Mitglieder unterwerfen sich einer freiwilligen Reglementierung und Überwachung der Qualitätsstandards hinsichtlich Sicherheit, Ausbildungsstandards und Therapieanwendung. Die in der Anlage aufgeführten Druckkammerzentren gehören zu diesem Bundesverband. Für die Güte der Therapie spricht eine HNO-ärztliche Betreuung, zumindest eine entsprechende Schulung des für die Druckkammer verantwortlichen Arztes.

»Kleinere« Komplikationen, z. B. durch mangelhaften Druckausgleich des Mittelohres über die Ohrtrompete, bedeuten für das sensibilisierte Ohr eines Tinnituspatienten einen sehr ernsten Zwischenfall.

In vielen Fällen, in denen es durch die Behandlung in einer Druckkammer zu einer Verschlechterung des Tinnitus gekommen war, sind Probleme im Hals-, Nasen- und Ohrenbereich während der Therapie nachzuweisen. Aus diesen Gründen ist gerade bei der Behandlung von Innenohrerkrankungen eine HNO-ärztliche Mitbetreuung zu fordern.

Die heutigen technischen Voraussetzungen und Sicherheitsmaßnahmen sind so gut, daß nach entsprechender Beachtung der Risikofaktoren eines Patienten ernste Zwischenfälle praktisch ausgeschlossen sind.

Der zweite – nicht immer vorhandene – Qualitätsstandard ist die Messung des Sauerstoffgehaltes im Gewebe während der Behandlung. Diese Messung ermöglicht die direkte Überwachung der Sauerstoffkonzentration im Blut, also die eigentliche Therapie. Bei unzureichender Dichtigkeit der Atemmaske ist die Möglichkeit einer ungenügenden Sauerstoffatmung gegeben. Wird ein solcher Sachverhalt nicht erkannt, weil auf die Messung der Sauerstoffkonzentration verzichtet wurde, war die therapeutische Sitzung eigentlich umsonst. Darüber hinaus kann durch die Sauerstoffmessung eine Übersättigung und damit die Gefahr einer Sauerstoffvergiftung überwacht werden. Leider scheuen manche Zentren die hohen finanziellen Ausgaben für diese im Prinzip notwendige Sauerstoffmessung.

Die Kosten der hyperbaren Sauerstofftherapie

Da die hyperbare Sauerstofftherapie in Deutschland eine noch nicht anerkannte kassenärztliche Behandlungsmethode ist, sind die Krankenkassen nicht verpflichtet, die Behandlungskosten zu übernehmen. Im Rahmen der derzeitigen wissenschaftlichen Diskussion um den Wert dieser Therapie für den akuten Tinnitus und Hörsturz haben sich aber die Krankenkassen in Deutschland weitgehend zur Übernahme der Behandlungskosten im Einzelfall entschlossen. Auf Antrag des Arztes wird von der jeweiligen Krankenkasse bzw. vom medizinischen Dienst entschieden, ob die Behandlungskosten übernommen werden können. Die Zukunft wird zeigen, ob die hyperbare Sauerstofftherapie zur Behandlung der akuten Innenohrfunktionsstörungen wie Tinnitus und Hörsturz eine Kassenleistung wird. Hier sind die Anwender dieser Therapie in die Pflicht genommen, die Wirksamkeit weiter nachzuweisen.

Fallbericht

Herr Wolfgang Z. wachte frühmorgens auf mit einem Rauschen im rechten Ohr. Kurzzeitig bemerkte er auch einen Schwindel. Das Rauschen war verbunden mit einem verzerrten Hören. Herr Z. glaubte, alles von viel weiter weg zu hören. Am Telefon machte er einen kleinen Hörtest, indem er auf den Rufton achtete und feststellte, daß er am rauschenden Ohr deutlich weniger hörte. Da er über das Phänomen des Hörsturzes bereits einmal gehört hatte, wandte er sich sofort an den HNO-Arzt an seinen Ort. Dieser führte eine Infusionsbehandlung noch am gleichen Tag und an den darauffolgenden 10 Tagen durch. Darunter verbesserte sich das Hörvermögen, aber das Rauschen, das inzwischen zu einem Piepston geworden war, verblieb in unverminderter Lautstärke.
Herrn Z. wurde jetzt, im Anschluß an die Infusionsbehandlung, eine Therapie in der Sauerstoffdruckkammer empfohlen. Nachdem die Klärung der Kostenfrage mit der zuständigen Krankenkasse ergab, daß die Behandlungen bezahlt würden, wurde die Therapie an einem Druckkammerzentrum begonnen. Am Anfang ergaben sich leichte Schwierigkeiten mit dem Druckausgleich, Herr Z. verspürte bei der Druckerhöhung leichte Schmerzen im Ohr. Kurz wurde sogar das Ohrgeräusch mit den Schmerzen etwas lauter.
Nachdem dies auch beim zweiten Mal passierte, entschloß sich der zuständige HNO-Arzt zu einem kleinen Trommelfellschnitt (Parazentese). Von da an hatte Herr Z. keine Probleme mehr mit der Druckerhöhung und dem Druckausgleich.
Nach weiteren vier Behandlungen bemerkte Herr Z., daß das Ohrgeräusch nach der Druckkammerbehandlung und in der Nacht völlig verschwunden war, auch das Hörvermögen hatte sich weiterhin verbessert. Am Ende der 10 Behandlungen war das Ohrgeräusch ganz leise und verschwand schließlich in der Woche nach Abschluß der Druckkammerbehandlung. Das kleine Loch im Trommelfell war ebenfalls eine Woche nach Abschluß der Behandlung wieder abgeheilt.

Kommentar

Wenn durch die Infusionsbehandlung bei einem akuten Hörsturz oder Tinnitus eine vollständige Besserung ausbleibt, bietet die hyperbare Sauerstofftherapie noch eine große Chance, das Krankheitsbild zu heilen. Die bisher vorliegenden Ergebnisse zeigen, daß in diesen Fällen mit einer Wahrscheinlichkeit von weiteren 60% der Erfolg eintreten wird.

▶ Adressen der deutschen Druckkammerzentren und deren Behandlungsmöglichkeiten sind im Anhang (S. 169 ff) zusammengestellt.

Die Behandlung des chronischen Tinnitus

Wenn ein Ohrgeräusch durch die Akutbehandlung nicht beseitigt werden konnte, stellt sich bei Arzt und Patient die Frage: »Was nun?« Jetzt fällt häufig dieser hoffnungszerstörende Satz »Damit müssen Sie leben«. Brinkmann (HNO-Arzt und Tinnitusspezialist in Oelde) prägte für diese Zeit zwischen Abschluß der Akutbehandlung und dem Erkennen, daß es sich um ein chronisches Ohrgeräusch handelt, den Begriff des subakuten Tinnitus. Im Zentrum dieser Phase sollte jedoch nicht die Konfrontation stehen zwischen dem Arzt, der seinen Heilauftrag nicht erfüllen kann, und dem Patienten, der diese Heilung nicht erfahren kann, sondern ein Rollenwechsel beider Parteien. Die Einstellung und das Verhalten von Arzt und Patient zueinander und zum Krankheitsbild ändern sich: der Arzt verläßt die Rolle des autoritären Führungsstiles (so er sie innehatte) zugunsten einer partnerschaftlichen Handlungsweise mit dem Patienten. Der Patient verläßt die Rolle des Passiven und öffnet sich dem Arzt zu einer Besprechung der durch das Ohrgeräusch ausgelösten psychologischen und sozialen Probleme. Idealerweise mündet diese Phase also nicht in Konfrontation zwischen Arzt und Patient, sondern in ein partnerschaftliches Team.

Zeitlich gesehen erstreckt sich diese Phase bis etwa ein halbes Jahr nach Auftreten des Ohrgeräusches. Sie bedeutet keineswegs Nichtstun: die bisherigen therapeutischen und diagnostischen Schritte müssen überdacht werden. Weniger naheliegende Ursachen eines Tinnitus müssen nun näher in Betracht gezogen und geklärt werden; dazu gehören Veränderungen an Kiefergelenken oder Halswirbelsäule, die orthopädisch bzw. manualtherapeutisch untersucht werden sollten. In dieser Phase sind also auch Fachleute anderer medizinischer Disziplinen zu Rate zu ziehen (Abb. 6). Stoffwechselerkrankungen wie Diabetes mellitus und Fettstoffwechselstörungen werden häufig aufgedeckt. In diesen Fällen sind die Analyse der Lebensführung und die Beratung hinsichtlich Ernährung und sportlicher Tätigkeit diejenigen Maßnahmen, die der Patient aktiv in den Mittelpunkt stellen kann.

An Medikamenten sind in dieser Phase noch möglich:

- Lidocain (siehe Seite 56 f),
- Calciumantagonisten (siehe Seite 58),
- Glutamat (siehe Seite 57).

Sofern während der Akutphase noch nicht versucht, werden durch hyperbare Sauerstofftherapie gerade in dieser Phase häufig Heilungen erzielt. Wenn ein Arzt über Kenntnisse und gute Erfahrungen mit bestimmten Naturheilverfahren und »alternativen Heilmethoden« verfügt, können diese jetzt in die Therapie miteingebracht werden (siehe Seite 125 ff).

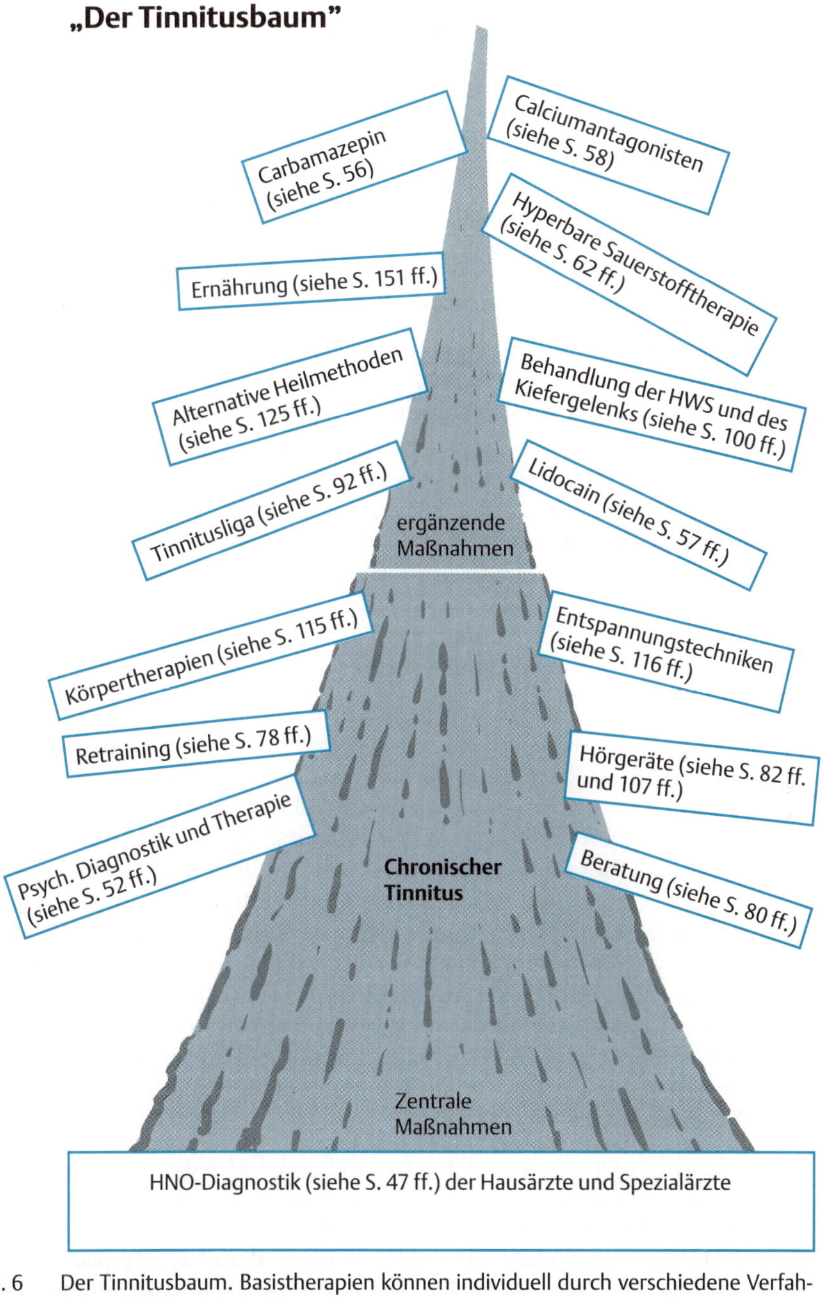

Abb. 6 Der Tinnitusbaum. Basistherapien können individuell durch verschiedene Verfahren ergänzt werden.

Nach einem halben Jahr treten die medikamentösen Therapieversuche in den Hintergrund. Die Wahrscheinlichkeit, daß mit den heute zur Verfügung stehenden Medikamenten jetzt noch eine Heilung erreicht wird, ist äußerst gering. Das Risiko von Nebenwirkungen sollte deshalb nur eingegangen werden, wenn der Patient ausdrücklich den Wunsch äußert, noch weitere Therapieversuche zu wagen.

Der Arzt sollte deshalb die konkreten Fragen stellen:

»Wie sehr stört Sie der Tinnitus?«
»Wie können Sie damit leben?«

Ungeachtet dessen, daß der Patient natürlich das Ohrgeräusch loshaben möchte, muß er sich fragen, welche Bedeutung das Ohrgeräusch in seinem Leben erlangt hat und vor allem, ob und in welcher Weise das Ohrgeräusch sein soziales Leben, sein Lebensglück und seine Lebensaufgaben beeinträchtigt. In sehr vielen Fällen wird diese Frage im Sinne des Erträglichen beantwortet werden. Viele Patienten haben ihren Tinnitus so weit verdrängt, daß er sie nicht mehr stört. Dann sollte von weiteren medikamentösen Therapieversuchen abgesehen werden. Der Patient kann dann im Vertrauen darauf entlassen werden, daß der Arzt als Partner sich über die wissenschaftlichen Neuentwicklungen auf dem Laufenden hält und der Patient sich zu einem späteren Zeitpunkt zur Beratung erneut einfindet.

Leidet der Patient jedoch so sehr unter dem Tinnitus, daß die Lebensqualität negativ beeinflußt wird, so muß die Partnerschaft zwischen Arzt und Patient weitergeführt werden, um diese negativen Einflüsse aufzudecken und zu bewältigen. Im Prinzip erstreckt sich das Handeln beider auf folgende Bereiche: Psychologie, Lebensführung, Sport, Ernährung, Schlafhygiene, Körpertherapien (insbesondere zur Streßbewältigung). Je nach Erfahrung des Arztes und den örtlichen Gegebenheiten müssen zu diesen Punkten unter Umständen Spezialisten beratend hinzugezogen werden. Kompetenz und nach Möglichkeit wirtschaftliche Tragfähigkeit durch das Kassenarztsystem sollten die Auswahlkriterien sein bezüglich der Auswahl dieser Spezialisten. Der Patient wird jedoch nicht »weitergereicht«, sondern der betreuende Arzt bleibt Coach des Patienten, er bespricht mit ihm die Fortschritte in der Tinnitusbewältigung und die Rückeroberung eines positiven Lebensgefühles trotz Tinnitus.

Auch wenn es gelingen wird, daß der Patient mit seinem Ohrgeräusch lebt, auch positiv lebt, so wird der Wunsch nach Stille niemals aufhören. Koller, der derzeitige Leiter der Tinnitus-Selbsthilfeorganisation in Graz, hat dies sinngemäß während des Grazer Tinnitus-Symposiums 1994 wie folgt ausgedrückt: »Trotz der vielen schönen und gutgemeinten Worte um die Tinnitusbewältigung ist es das brennende Ziel eines jeden Patienten, das lästige und oft quälende Ohrgeräusch loszuwerden.« Dieses Verlangen der Patienten wird alle Wissenschaftler und Tinnitusexperten weiter anspornen, dieses Problem eines Tages zu lösen.

Die psychologische Beratung

Eine Umfrage bei englischen Tinnituspatienten ergab in 70% der Fälle ein psychisches Trauma am Beginn des Ohrgeräusches. Sollte doch psychischer Streß ein Faktor zur Entstehung eines Tinnitus sein? Diese auffallende Häufigkeit muß jedenfalls dazu führen, daß Arzt und Patient die momentane Situation bei der Tinnitusentstehung und auch im chronischen Fall hinterfragen und möglichst rasch einen Weg zum Abbau psychischer Belastungen finden.

Fallbeispiel

Die Patientin U. H. hatte in den letzten Jahren unter Aufopferung ihrer eigenen Interessen die kranke Schwiegermutter gepflegt. Dadurch waren die partnerschaftlichen Beziehungen zu ihrem Mann belastet worden. Die Folge war eine gewisse Entfremdung der beiden. Während die Frau versuchte, ihren Mann wegen seiner beruflichen Anstrengungen weitgehend von den familiären Schwierigkeiten und der Belastung mit der kranken Schwiegermutter fernzuhalten, ging der Mann wie gewohnt seinen Hobbies und Interessen nach. Diese konfliktträchtige Lage war dennoch gut kompensiert.
Nach dem Tod der Schwiegermutter trat jedoch eine völlig neue Situation auf. Sichtlich entkräftet und emotional vereinsamt, war die Patientin in eine depressive Verstimmung geraten, und ein Tinnitus trat auf. Er wurde mit einem durchblutungsfördernden Medikament behandelt, dessen Wirkung jedoch zu wünschen übrig ließ. Erst nachdem die belastende private Situation besprochen und aufgedeckt worden war, besserte sich das Symptom und verschwand schließlich ganz. Dem Therapeuten war es gelungen, aus der Analyse der Situation heraus neue und positive Perspektiven für ein Aufleben der Partnerschaft zu zeigen, die von beiden Partnern tatsächlich auch umgesetzt werden konnten. Voraussetzung war allerdings in diesem Fall die positive Einstellung der beiden Eheleute zu einem Neubeginn. Obwohl der Tod eines nahen und lieben Angehörigen zur Trauer geführt hatte, sahen und ergriffen sie die sich bietende Chance zum Neubeginn der Partnerschaft.

Solche Beispiele zeigen, daß mit dem Ohrgeräusch nicht eben nur organische, ausschließlich das Ohr betreffende Mechanismen im Spiel sind. Eine Fehlsteuerung des zentralen Hörsystems kann durchaus auch durch eine außerordentliche psychische Belastung hervorgerufen werden.

Ohrgeräusche sind unabhängig von ihrer Entstehungsursache prinzipiell von Beginn an auch ein psychologisches Problem. Die Tatsache, daß etwas eingetreten ist, das möglicherweise das Leben verändern wird, muß erst einmal akzeptiert werden. Treffend spricht man in der Fachsprache auch von einem komplexen Tinnitus, wenn nicht nur ein Summen im Ohr besteht, sondern mit dem Ohrgeräusch auch Veränderungen im Gefühlsleben, Denken und Handeln eintreten.

Während am Anfang des Leidens die medizinische Therapie den größten Stellenwert hat, tritt diese Behandlung mit der Zeit zugunsten der psychologischen Betreuung und Beratung in den Hintergrund (Abb. 7). (In Anlehnung an Greimel, eine bedeutende Tinnitusexpertin auf dem Gebiet der psychologischen Behandlung im Landeskrankenhaus Salzburg.) Diese Zusammenhänge bestehen jedoch nicht nur beim Tinnitus, sondern im Prinzip bei jeder Krankheit: Neben der organischen Ebene, das heißt dem eigentlichen Krankheitsbild, ist immer die psychische Ebene mitbetroffen, auf der das Krankheitsbild mit seinen Konsequenzen verarbeitet wird. Da jede Krankheit Folgen für das gewohnte Leben, möglicherweise auch Einschnitte und Verzicht mit sich bringt, muß der Patient diese Veränderungen erst ein-

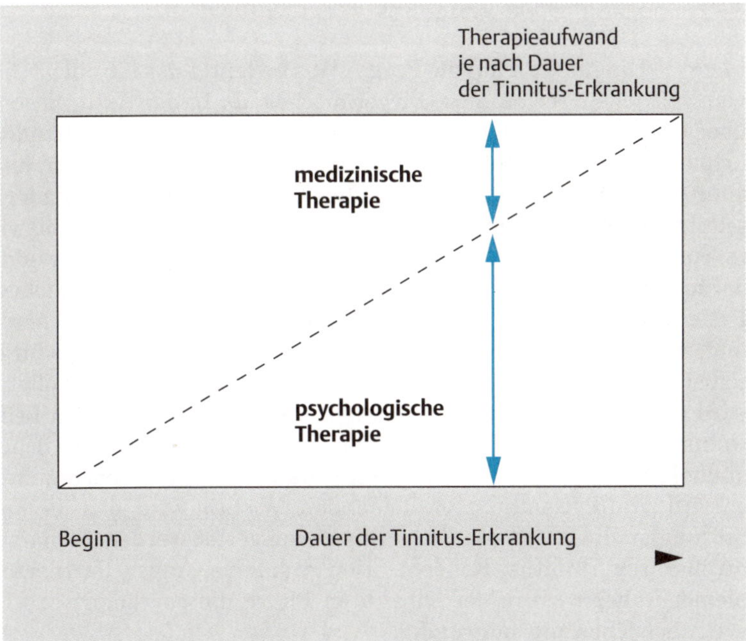

Abb. 7 Verhältnis zwischen medizinischer und psychologischer Therapie im Behandlungsverlauf des Tinnitus

mal akzeptieren. So kommt dem behandelnden Arzt schon von der ersten Minute an die Verantwortung zu, nicht nur das Ohrgeräusch medizinisch zu behandeln, sondern auch entsprechend psychologisch zu beraten.

Die zentralen Fragen für den Patienten lauten:

- Hat das Ohrgeräusch gesundheitliche Folgen?
- Was bedeutet es für mich?
- Was ist dagegen zu unternehmen?

Hat das Ohrgeräusch gesundheitliche Folgen?

Diese Frage muß mit Sicherheit durch den Hals-Nasen-Ohren-Arzt bzw. durch den Hausarzt geklärt worden sein, bevor ein psychologisches Gespräch beginnt. Der Patient muß sich gewiß sein, daß alle organischen Ursachen eines Ohrgeräusches ausgeschlossen sind. Erst dann kann er sich zielgerichtet mit den psychologischen Problemen auseinandersetzen.

Was bedeutet das Ohrgeräusch für mich?

Die Antwort auf die Frage »Was bedeutet das für mich?« hängt sehr vom zeitlichen Verlauf des Ohrgeräusches ab. In der Akutphase muß darüber aufgeklärt werden, daß nicht nur aussichtsreiche Behandlungsmöglichkeiten bestehen, sondern daß auch behandelt werden muß, und das mit aller Konsequenz, um ein chronisches Ohrgeräusch zu verhindern. Ist der schulmedizinisch betonte Teil der Akutphase (die ersten drei bis vier Monate) vorbei, rückt die Frage »Was bedeutet das für mich?« näher und dringender in den Mittelpunkt. In dieser subakuten Phase (nach Brinkmann) ist der Patient (und auch der Arzt) sehr verunsichert. Die medizinischen Maßnahmen sind ausgeschöpft, die Frage der Bedeutung des Tinnitus für den Menschen und seine individuelle Lebensweise wird bedeutungsvoller. Konkret wird der eine das Ohrgeräusch wegstecken können und sein Leben in gewohnter Weise weiterführen können, ohne daß er den Tinnitus beachtet. Der andere aber wird eine starke Einschränkung seiner Lebensqualität spüren: er wird zum Patienten, zum Leidenden. Wichtig wird jetzt die Frage nach Störungen, die durch das Ohrgeräusch ausgelöst werden: Schlafstörungen, Streß durch Tinnitus, Konzentrationsprobleme, Angst, Partnerschaftsprobleme. Daher wird in der subakuten Phase die psychologische Beratung, evtl. auch Therapie, notwendig.

Was kann die Medizin tun? – Was kann ich tun?

Diese dritte Frage zeigt bereits das Spannungsfeld auf, in dem sich der Patient befindet: bleibt nach der medizinisch orientierten Akutphase das Ohrgeräusch immer noch bestehen, sieht der Patient, daß er möglicherweise allein mit dem Ohrgeräusch zurecht kommen muß. In der positiven Unterstützung und der Antwort auf die Frage »Was kann ich tun?« liegt die eigentliche Aufgabe des betreuenden Arztes; er wird vom Therapeuten zum Berater und Informanten. Selbstverantwortung und Eigeninitiative des Patienten müssen jetzt gestützt werden, denn: Mit dem stärker werdenden Verlangen nach Heilung durch andere schwindet die Motivation zum jetzt so wichtigen Bewältigen des Tinnituskomplexes. Falls den Patienten die folgenden Ängste und Probleme bewegen, sollte er sich nicht scheuen, die folgenden Fragen mit dem Arzt zu besprechen:

Kann es sein,

- daß der Tinnitus schlimmer wird?
- daß der Tinnitus für immer so bleiben wird?
- daß es sich beim Tinnitus um eine körperliche Krankheit handelt?
- daß es keine Behandlung für den Tinnitus gibt?
- daß der Tinnitus zu Schlafstörungen führen wird?
- daß der Tinnitus zu einer Schwerhörigkeit führen wird?
- daß ein Leben mit dem Tinnitus nicht mehr möglich ist?
- daß der Tinnitus durch einen Tumor verursacht wird?
- daß der Tinnitus Vorläufer von Schlaganfällen ist?
- daß die Fähigkeit zum normalen Leben beeinträchtigt ist?
- daß das Familienleben und das soziale Leben unter dem Ohrgeräusch leiden werden?

Diese Fragen sollen auf eventuell unbewußte Angst und Sorgen aufmerksam machen. Werden sie beim Arzt dann auch angesprochen, ist ein Weg zur gemeinsamen Bewältigung des lästigen Ohrensausens offen. Sind die sich ergebenden psychosomatischen Beschwerden des Patienten mit Tinnitus komplex, so ist es äußerst ratsam und hilfreich, die psychologische Fachdisziplin hinzuzuziehen. Die Psychologie verfügt über eine Reihe von Diagnosemöglichkeiten, um den inneren Zustand und die seelische Belastung durch das Ohrgeräusch zu messen. In diese wissenschaftliche Diagnostik sollen jedoch die eigenen Vorstellungen des Patienten über die Entstehung und Therapie des Ohrgeräusches mit einfließen. Die eigene Meinung des Patienten über die Entstehung, den Verlauf und die Behandlung seines Leidens muß hinsichtlich des besseren Verständnisses für die psychologische Behandlung berücksichtigt werden. Aus diesen Informationen und Gedanken des Patienten lassen sich häufig direkt Ansatzpunkte für eine gezielte Behandlung und Unterstützung finden. Die vom Patienten selbst erarbeiteten und erkannten Gesichtspunkte (Fachsprache: »Krankheitsmodelle«) sind von hohem Motivationswert für die Therapie. Sie führen zu einem individuellen psychotherapeutischen Behandlungsplan.

Ferner muß die eigene Einschätzung des Krankheitsbildes berücksichtigt werden. So ermöglicht z.B. die Aussage, daß es Krebspatienten schlimmer geht, eine positive Einstellung hinsichtlich der Entfaltung einer psychologischen Therapie.

Fallbeispiel

Herr Detlef G. erlitt seinen Tinnitus als junger Patient im Alter von 26 Jahren durch eine Hirnhautentzündung (Meningitis). Aus völliger Gesundheit heraus bekam er im Rahmen eines Infektes der oberen Luftwege plötzlich rasende Kopfschmerzen, wurde bewußtlos und mußte per Notarzt auf die Intensivstation eingewiesen werden. Für alle Beteiligten folgten bange Tage, bis Detlef schließlich aus dem Koma erwachte. Leider zeigte sich sehr rasch, daß die Meningitis zu einer Taubheit des rechten Ohres geführt hatte, verbunden mit einem Ohrgeräusch! Trotz dieses Handicaps, auf einem Ohr taub zu sein und ein außerordentlich lautes Ohrgeräusch von 70 dB zu hören, klagte Detlef nach seiner Genesung nicht über seinen Zustand. Froh, nach dieser lebensgefährlichen Krankheit wieder seiner Familie und seinem Beruf zur Verfügung stehen zu können und in Erinnerung des Leidens, das er auf der Intensivstation erlebt und gesehen hatte, war er zufrieden und akzeptierte seine Situation.

Die psychologische Diagnostik wird grundsätzlich unterscheiden, ob es sich, wie in den meisten Fällen, nur um ein Problem der Tinnitusbewältigung handelt oder ob tatsächlich eine psychische Störung vorliegt.

Vom Ursprung her handelt es sich beim chronischen Ohrgeräusch nicht um eine psychische Störung!

Während die Behandlung echter psychischer Störungen den Beginn einer komplexen Psychotherapie bedeutet, beinhaltet die Aufgabe der Tinnitusbewältigung hauptsächlich beratende Funktionen. Aus der mit dem Patienten erarbeiteten Diagnose über den seelischen und den psychologischen Zustand ergeben sich individuelle Ratschläge, damit der Patient trotz und mit dem Ohrgeräusch sein Leben möglichst ohne Einschränkungen fortsetzen kann. Der von Tinnitus Geplagte sollte sich nicht scheuen, eine solche Beratung in Anspruch zu nehmen. In Abhängigkeit von der Persönlichkeitsstruktur kann der Psychologe aus der Vielfalt der angebotenen und auf S. 115 ff. besprochenen Körpertherapien die individuell geeigneten herausfiltern, wobei Rücksicht auf das Angebot am Wohnort des Patienten genommen werden muß. Der Psychologe muß erarbeiten, ob und wie Verarbeitung, Lernverhalten, Kommunikation oder emotionale Empfindungen gefördert werden können. Mit dem Psychologen gemeinsam kann der Patient herausfinden, über welche positiven Quellen er verfügt (Hobbys, positive Neigungen), die die Tinnitusbewältigung unterstützen können.

Schließlich verfügt die Psychologie über eine ganze Reihe von therapeutischen Verfahren, die bei Tinnituspatienten das gemeinsame Ziel haben: die Krankheitsbewältigung, das Leben mit dem Tinnitus.

Ein konstruktiver Umgang mit dem Tinnitus kann über die emotional-gedankliche Welt erreicht werden. Die mit dem Tinnitus verknüpften Probleme werden gedanklich in Gesprächen aufgearbeitet und auch neu und positiv bewertet (z. B.: »Mein Tinnitus warnt mich vor Streß, wenn er lauter wird«). Ein anderer wichtiger Therapieansatz beinhaltet verhaltenstherapeutische Methoden, durch die der Umgang mit störenden und tinnitusverstärkenden Faktoren und Begleitumständen erlernt und positive Gedanken gestärkt werden.

Daraus ergibt sich eine ganze Palette von Möglichkeiten, das Ohrgeräusch aus der gedanklichen und der Gefühlswelt des Patienten herauszudrängen. Die Auswahl der einzelnen Verfahren ist abhängig von der Erfahrung des Therapeuten mit Tinnituspatienten, der psychologischen Struktur des Patienten (ob eher gefühlsbetont oder kognitiv-sachlich), aber vor allem auch von der persönlichen Zuneigung der beiden Partner Therapeut und Patient und vom gegenseitigen Vertrauen.

Die wissenschaftlichen Grundlagen und Forschungen auf dem Gebiet der psychologischen Behandlung von Tinnituspatienten sind noch relativ jung. Die Fachliteratur hierüber ist noch spärlich.

Wo finde ich einen geeigneten Therapeuten?

Meistens kennt der in der Tinnitustherapie erfahrene Arzt geeignete Partner für eine psychologische Beratung und Behandlung. Er wird auch mit dem Psychologen/Psychotherapeuten zusammen die Kostenfrage bei den Krankenkassen regeln. Es kann nicht immer sein, daß Patient und Therapeut ideal »zusammenpassen«. Sollte dies einmal der Fall sein, so ist die

Suche nach einem anderen Therapeuten sinnvoll und empfehlenswert. Bei der Suche nach einem in der psychologischen Tinnitusbehandlung erfahrenen Therapeuten kann auch die jeweilige Tinnitus-Selbsthilfeorganisation behilflich sein (s. u.).

Fallbeispiel

Der Patient Thomas K. hatte geglaubt, eine glückliche Ehe zu führen. Leider war bei dem Ehepaar ein Kinderwunsch nicht in Erfüllung gegangen, und so waren er und seine Frau beide berufstätig. Mit viel Mühe verwirklichten sie sich den Traum eines Eigenheimes, und bereits während der Bauphase kam es zu erheblichen Spannungen, die die Freude am neuen Heim dämpften. Innerhalb kurzer Zeit kam es zu einer ausgeprägten Lebenskrise, und die Partnerschaft scheiterte, als die Ehefrau einen anderen Mann kennenlernte. Da die Ehe bis dahin kinderlos geblieben war, schien die Trennung zunächst einfach. Jedoch stellte sich bald heraus, daß die wirtschaftlichen Ansprüche und die Schulden eine »friedliche« Auseinandersetzung nicht ermöglichten. In dieser Krise kamen bei Thomas K. zusätzlich berufliche Probleme hinzu, er war nicht mehr so belastbar, bekam Ärger mit seinen Kollegen und fühlte sich nicht mehr fähig, seine Lebensaufgaben zu lösen.
In dieser Problematik festgefahren, bekam er einen Tinnitus, der zunächst mit einer Tieftonstörung verbunden war. Eine sofortige Infusionsbehandlung und medikamentöse Therapien ergaben zwar eine Verbesserung des Hörens, jedoch nicht des Ohrgeräusches. Durch einen Tip hörte er von jemandem, der die Ehescheidung auf sachlichem Niveau und unter Schonung der finanziellen Mittel objektiv und wirtschaftlich sauber durchziehen konnte. Nachdem dieses Problem vom Tisch war, ging es Thomas K. deutlich besser. Zwar belastete ihn die Trennung von seiner Frau noch sehr; er konnte jedoch losgelöst von den Scheidungsauseinandersetzungen wieder beruflich Fuß fassen, und seine Lebenskräfte kamen zurück. In dieser Phase spürte er auch ganz deutlich, wie sein Tinnitus leiser wurde und bald nur noch bei genauem Hinhören wahrnehmbar war.
Die zweite große Hilfe für Thomas war eine psychologische Beratung. Er lernte dabei, die gekränkte Gefühlswelt zu beherrschen und sich wieder in einer geordneten Gedankenwelt zurechtzufinden.

Kommentar

Entscheidend für Thomas war die Beratung durch einen sogenannten Mediator. In der Regel handelt es sich dabei um in Scheidungsverfahren erfahrene Juristen, z. B. Familienrichter, die aufgrund ihrer beruflichen Erfahrung den Eheleuten die finanziellen, aber auch die persönlichen Probleme einer Scheidung sachlich darlegen können und somit Streit und das Bemühen weiterer Anwälte und die damit erheblichen Kosten verhindern können. Leider gibt es in Deutschland bislang erst wenige Mediatoren. Auskunft erteilt:

Ernst Gailer
Schmidhamerstr. 3
83365 Nußdorf

Tinnitusmasker und Trainingstherapie (Retraining)

Bereits 1953 machten die Ohrforscher (Otologen) HELLER und BERGMANN ein interessantes und für uns heute bedeutungsvolles Experiment:

Sie setzten gesunde Probanden in eine Camera silenta, also in einen absolut schalldichten Raum. Die Probanden sollten aufschreiben, welche Hörempfindungen sie in dieser stillen Kammer haben. Es zeigte sich, daß alle Probanden solche Hörempfindungen hatten, von denen Tinnituspatienten berichten, also Tinnitus. Man bezeichnet diesen »Grundtinnitus«, den jeder Mensch hat, als Tinnitusbereitschaft unseres Hörsystems, also als einen ganz normalen Vorgang. Ausgehend von diesem Experiment entwickelten HAZELL (einer der bedeutensten Tinnitusspezialisten in England) und JASTREBOFF (Tinnitusforscher in Baltimore, USA) ein völlig neues Modell zur Entstehung des Tinnitus (Abb. 8). Diese Autoren zeigen, daß die Tinnitusbereitschaft bei jedem Menschen, auch beim Gesunden, vorhanden ist und durch zentrale Prozesse unterdrückt und abgefiltert wird. Tinnitus wird dann zur Krankheit und wahrnehmbar, wenn diese hemmenden Systeme im Gehirn geschädigt sind und nicht mehr effektiv funktionieren. Während normalerweise durch diese akustischen »Filter« die körpereigenen Geräusche (Schluckgeräusche, Strömungsgeräusche des Blutes etc.) für uns nicht wahrnehmbar sind, kann es im pathologischen Fall durch eine Störung dieser Filter zur Wahrnehmung der unterschiedlichsten Geräusche kommen. Es ist normal, daß solche »falschen« Geräusche als störend empfunden werden. Unsere dadurch gestörte Gefühlswelt und Streß verstärken den negativen Charakter des Höreindruckes, und die Krankheit »Tinnitus« bricht aus.

Tinnitus ist somit eine zentrale Verarbeitungsstörung von Höreindrücken, die in unterschiedlichster Weise mit negativen Gedanken und Impulsen aus dem limbischen System, unserem seelischen Zentrum im Gehirn, verknüpft sein können. Der therapeutische Ansatz, der aus diesen Vorstellungen resultiert, ist die Desensibilisierung (Retraining) dieser zentralen Vorgänge: es wird versucht, die gestörte Filterfunktion unseres Hörsystems wieder herzustellen und unsere akustische Wahrnehmung von den Störgeräuschen abzukoppeln. Dieses Training führt dazu, daß der Tinnitus als nicht mehr störend empfunden wird, und in vielen Fällen ist es möglich, daß er überhaupt nicht mehr wahrgenommen wird. Bei der bisherigen Betrachtungsweise ging man davon aus, daß eine bestimmte Schädigung, z.B. ein Lärmtrauma im Innenohr, den Tinnitus auslöst und am Leben hält. Die Veränderungen an der Schnecke im Innenohr sind bei dem Modell von HAZELL und JASTREBOFF von untergeordnetem Interesse. Sie sind lediglich Auslöser

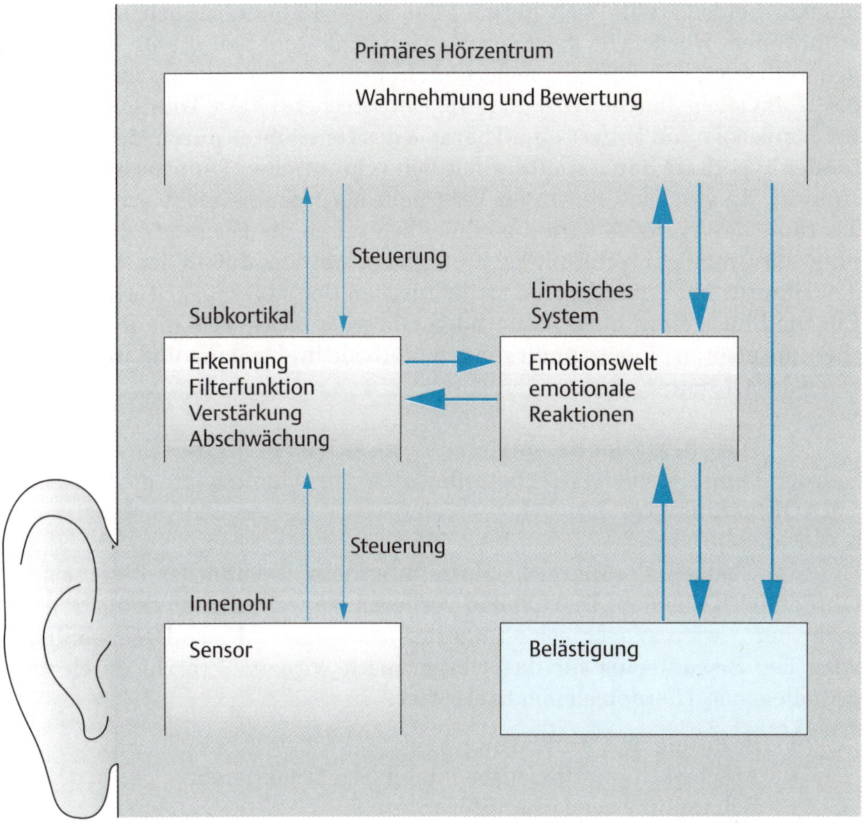

Abb. 8 Das Tinnitusmodell von Hazell und Jastreboff: Die vom Innenohr umgewandelten Signale werden durch unterbewußte Reaktionen modelliert und gefiltert. Die Gefühlswelt verknüpft mit dem Signal spezifische Reaktionen wie Angst, Kampfbereitschaft, Ärger, aber auch Glücksgefühle, Wohlsein usw. Bei Tinnitus führen diese Mechanismen zu einer dauernden Belästigung, die wiederum die emotionale Welt negativ beeinflußt.

des Ohrgeräusches, das aber in jedem Fall durch eine zentrale Fehlregulation im Gehirn negativ besetzt und verarbeitet wird. Unterstützt werden diese Vorstellungen durch die leidvolle Erfahrung, die manche Tinnituspatienten machen mußten, bei denen der Hörnerv, also die Verbindung zwischen Innenohr und Gehirn, wegen eines quälenden Ohrgeräusches durchgeschnitten wurde: der Eingriff wurde mit der Absicht durchgeführt, die Weiterleitung der im Ohr entstehenden Geräusche an das Gehirn zu unterbinden. Leider stellte sich heraus, daß diese Patienten auch mit durchschnittenem Hörnerven das Ohrensausen behielten! Seit diesen Erfahrungen weiß man, daß Tinnitus nicht nur ein Problem des Ohres, sondern auch des Hörsystems im Gehirn sein muß. Entsprechend ihrer Vorstellungen ist für JASTREBOFF und HAZELL eine Therapie des Innenohres durch Medikamente oder hyperbare Sauerstofftherapie beim chronischen Tinnitus nicht mehr sinnvoll, da sie diese zentralen Verarbeitungsprozesse nicht erreicht. Die Therapie des Tinnitus wird ausschließlich durch die Elemente des Retrainings bestimmt. Einschränkend muß gesagt werden, daß in der Akutphase des Tinnitus unvermindert die medizinischen Behandlungskriterien gelten. Für die Phase eines längerdauernden Ohrgeräusches wird die Retrainingtherapie aber zu einer grundlegenden Methode im Umgang und in der Therapie des Ohrgeräusches.

Die Effekte der Behandlung zeigen sich nicht in einer Gewöhnung an den Tinnitus, sondern sie betreffen die Wahrnehmung und die Präsenz des Ohrgeräusches.

Über eine erfolgreiche Retrainingtherapie kann der Patient sein Ohrgeräusch aus dem Bewußtsein verlieren, so weit, daß er es auch nicht mehr hört, wenn er sich gezielt darauf konzentriert. Diese Desensibilisierung des Bewußtseins für das Ohrgeräusch wird im Prinzip durch vier grundlegende Therapieelemente erreicht:

- Beratung und Aufklärung
- Abschwächung tinnitusbedingter Streßreaktionen
- Behandlung seelischer Störungen
- Geräteversorgung

Beratung und Aufklärung

Retraining beginnt mit der Information darüber, daß Tinnitus keine Krankheit des Ohres ist, sondern eine Fehlverarbeitung von Hörimpulsen im Gehirn. Der Patient erfährt, daß Tinnitus ein natürliches und bei jedem Individuum vorhandenes Phänomen ist, das lediglich bei ihm durch zentrale Verarbeitungsprozesse übermäßig verstärkt ist. Der Patient wird wieder lernen, die prinzipiell vorhandenen akustischen Filter im Gehirn einzusetzen, die es ihm ermöglichen, das lästige Ohrensausen nicht mehr bewußt zu hören. Am Beispiel Schlaf läßt sich das Vorhandensein dieses Filtersystems erläutern: Das Ohr funktioniert während des Schlafes vollständig und empfängt auch die verschiedensten Höreinflüsse. Jedoch sorgt das Filtersystem des Gehirns dafür, daß diese Impulse während des Schlafes nicht an das Bewußtsein weitergeleitet werden. Durch das Filtern kann der Höreindruck »Tinnitus« von der Gefühlswelt und dem Bewußtsein abgekoppelt werden. Als Gesunder nutzt man diese Filter unbewußt, wenn man sich auf bestimmte Dinge konzentriert und dabei die Umwelt akustisch völlig ausschaltet. Das natürliche Vorhandensein dieser Filter zeigt sich bei allen Tinnituspatienten, die darüber berichten, daß sie Momente, Stunden oder Tage haben, an denen das Ohrgeräusch für sie sehr erträglich und auch kaum wahrnehmbar ist.

Ein anderes Beispiel der unterschiedlichen Bewertung und Verarbeitung akustischer Quellen durch die zentrale Wahrnehmung im Gehirn ist die Situation einer Mutter, die trotz tiefen Schlafes das Weinen ihres Kindes im Nachbarraum sofort wahrnimmt. Bei dieser Mutter hat sich der Geräuschkomplex »Schreien des Kindes« tief im Unterbewußtsein verankert, das Auftreten dieses Signals wird vom Unterbewußtsein sofort weitergeleitet, kann alle Filter passieren und wird deshalb wahrgenommen und erkannt. Hat sich bei einem Tinnituspatienten das Ohrgeräusch ähnlich tief in das Unterbewußtsein eingegraben und ist es mit der entsprechenden Wahrnehmung verknüpft, so wird daraus eine ständige Aufmerksamkeit resultieren wie auch bei dieser Mutter.

Die Abkoppelung des Unterbewußtseins und der Wahrnehmung von diesen Geräuschen ist das Ziel der Retrainingtherapie. Das zentrale akustische System muß also wieder auf die normale und nicht auf die ohrgeräuschfixierte Wahrnehmung zurücktrainiert werden. Retraining bedeutet also nichts anderes als die Wiederherstellung einer normalen Verarbeitung aller Geräusche. Um das Hörsystem in diese Richtung zu stimulieren, muß es zunehmend an äußere Höreindrücke gewöhnt werden, und die gedankliche Fixierung des Patienten auf das Ohrgeräusch muß durchbrochen werden. Hierzu dient eine Behandlung mit Geräuschgeräten, aber auch der strikt einzuhaltende Ratschlag, Stille zu meiden. Weiterhin muß der Patient die Beobachtung seines Tinnitus, das »In-sich-Hineinhören«, ob der Tinnitus noch da ist, vollständig verlassen. Das Tinnitustagebuch, das im stationären Bereich durchaus seine Bedeutung haben kann, klappt er zu und vergißt es. Wie die Mutter auch erst im Laufe der Jahre, wenn das Kind größer ist, immer weniger auf die charakteristischen Frequenzen ihres Kindes reagiert, wird auch der Tinnituspatient im Laufe der Zeit eine ähnliche Entwicklung durchmachen: Zunächst wird er allmählich feststellen, daß die Fixierung auf das Ohrgeräusch nachläßt. Die Phasen ohne Ohrgeräusch werden immer länger. Die Dauer dieses Retrainings wird derzeit auf etwa 1–2 Jahre veranschlagt. Auf diesen Zeitraum sollten sich der Patient und der behandelnde Arzt einstellen. Sobald der Patient die Funktion des Hörsystems und die Verarbeitung der akustischen Reize erläutert bekommen und verstanden hat, beginnt die Anwendung der Geräuschgeräte und der Begleitbehandlungen.

Abschwächung tinnitusbedingter Streßreaktionen

Die mit dem lästigen Ohrensausen verbundene Streßreaktion, Nervosität und Übererregbarkeit können durch Entspannungstechniken (siehe Seite 115 ff) therapeutisch angegangen werden. Die Entspannungstechniken tragen wesentlich dazu bei, daß es dem Patienten gelingt, seine Wahrnehmung auf andere, positive Dinge zu lenken. Hat der Patient die Anwendung von Körpertherapien und Entspannungstechniken erlernt, dann bekommt er in der Regel Schlaf- und Konzentrationsstörungen in den Griff.

Behandlung emotionaler und psychischer Störungen

Das dritte Element der Retrainingtherapie betrifft die Behandlung und Aufdeckung begleitender körperlich-seelischer (psychosomatischer) Störungen, die durch den Tinnitus ausgelöst wurden. Ängste und Depressionen, Probleme des sozialen Umfeldes und auch Probleme bei der Arbeit müssen erkannt und behandelt werden. Je nach Ausmaß dieser Störungen wird ein psychologisches Gespräch und evtl. die Behandlung notwendig sein, unter Umständen auch die stationäre Therapie in einer psychosomatisch orientierten Tinnitusklinik.

Die Geräteversorgung

Der Patient erhält ein Gerät, das ein der Hörschwelle nahes, also sehr leises Rauschen, an das betroffene Ohr oder an beide Ohren abgibt.

Die bisher im deutschsprachigen Raum durchgeführte Therapie mit Tinnitusmaskern ging von der Annahme aus, daß ein Ohrgeräusch mit Hilfe eines Tongenerators (Tinnitus-Masker) verdeckt und so behandelt werden kann. Im Idealfall läßt sich durch Gabe eines Geräusches nur nahe an der Hörschwelle das eigentliche Ohrgeräusch verdecken. Meistens jedoch waren die zur Verdeckung des eigentlichen Ohrgeräusches notwendigen Lautstärken so hoch, daß das Gerät als störend empfunden wurde. Die Akzeptanz dieser Tinnitus-Masker war gering, die Behandlungsergebnisse sind nicht befriedigend. Im Vergleich zur Retrainingtherapie muß die herkömmliche Maskeranwendung deshalb abgelehnt werden, weil das Hörsystem damit nicht desensibilisiert werden kann.

In der Retrainingtherapie werden als vierte Säule Geräuschgeräte verwendet, die das Hörsystem stimulieren sollen. Hierzu werden Geräte mit einem breitbandigen Rauschen ausgewählt: das Gerät sendet ein Geräusch aus, in dem alle für das menschliche Ohr wahrnehmbare Frequenzen vorhanden sind. Damit soll erreicht werden, daß das Hörsystem mit dem ganzen Spektrum menschlicher Hörempfindungen stimuliert wird. Die Geräuschgeräte selbst sehen aus wie herkömmliche Hörgeräte und werden genauso getragen, also im oder hinter dem Ohr (Abb. 9). Sie sind aber keine eigentlichen Hörgeräte, denn sie verstärken nicht den von außen kommenden Schall, sondern sie senden nur das breitbandige Rauschen (Fachsprache »weißes« Rauschen) in das hörende Ohr. Die Geräte haben sonst keine weitere Funktion.

Um das normale Hören des Ohres nicht zu beeinträchtigen, darf der Gehörgang möglichst kaum durch das Gerät verschlossen sein. Aus diesem Grunde passen viele Anwender bevorzugt ein Gerät hinter dem Ohr an und verwenden ein möglichst unauffälliges und kleines Ohrpaßstück, das den Gehörgang fast vollständig offen läßt. Die aus kosmetischen Gründen von vielen Patienten bevorzugte Versorgung mit einem Gerät im Gehörgang läßt sich in ähnlicher Weise durchführen, indem das Gerät eine entsprechende Öffnung aufweist. Der Tragekomfort wird mit einem Hinter-dem Ohr-Gerät allerdings immer besser sein.

Leidet der Patient neben dem Ohrgeräusch gleichzeitig an einer Schwerhörigkeit, so ist der Ausgleich der Schwerhörigkeit mit Hilfe des bestmöglichen Hörgerätes die entscheidende Maßnahme. Das Hörgerät kann mit einem Geräuschgerät kombiniert werden. Bei einer leichteren Form der Schwerhörigkeit kann auch abwechselnd das Hörgerät und das Geräuschgerät getragen werden.

Für das Training mit den Geräuschgeräten sind verschiedene Regeln zu beachten, die im folgenden detailliert angesprochen werden sollen.

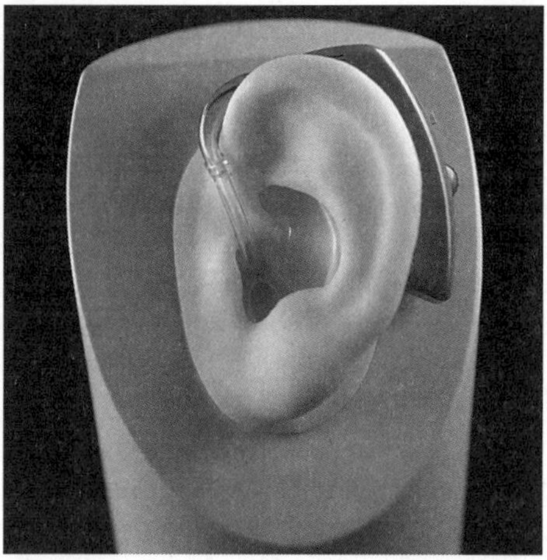

Abb. 9a Das Hinter-dem-Ohr-Gerät (HdO-Gerät). Vorteile: komfortabler Sitz, offene Otoplastik ohne Verschluß des Gehörganges. Nachteil: bei kurzem Haarschnitt auffälliger als ein Im-Ohr-Gerät.

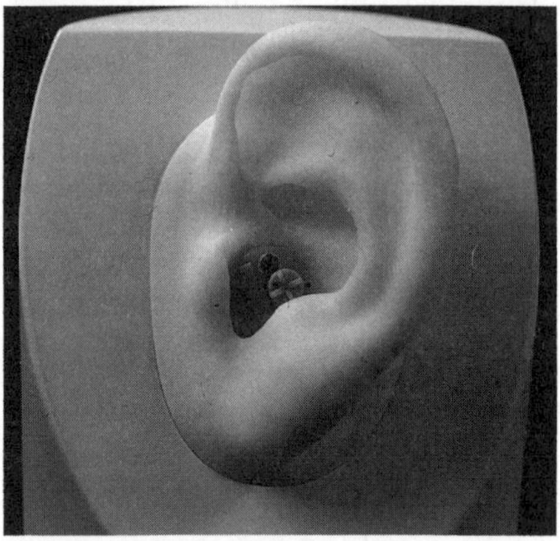

Abb. 9b Das Im-Ohr-Gerät sitzt direkt im Gehörgangseingang. Vorteil: bei kurzem Haarschnitt diskreter. Großer Nachteil: Verschluß des Gehörgangs, worüber viele Patienten klagen.

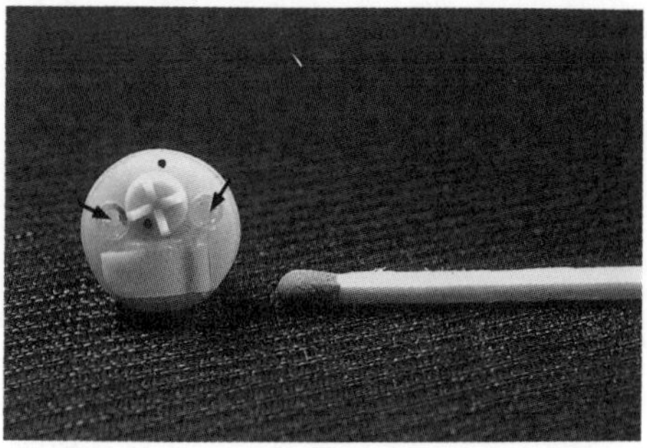

Abb. 9c Die zwei Öffnungen (Pfeile) des Im-Ohr-Gerätes sorgen dafür, daß das Ohr beim Tragen des Gerätes nicht verschlossen ist; der äußerliche Schall kann das Gerät somit passieren.

Therapiebeginn mit dem Geräuschgerät

Nach den heutigen Erkenntnissen wird die Retrainingstherapie mit dem Geräuschgerät dann eingesetzt, wenn davon ausgegangen werden kann, daß eine medikamentöse Therapie keine Besserung mehr bringen kann oder keine Selbstheilung mehr zu erwarten ist. Dies ist frühestens nach einem Viertel- bis halben Jahr nach Einsetzen des Tinnitus der Fall. Die weitere Forschung gemeinsam mit den bisherigen Erfahrungen werden aber zeigen, ob es sinnvoll ist, bereits früher mit der Geräteversorgung zu beginnen. Die anderen Elemente der Retrainingtherapie, die Aufklärung und Beratung, die Entspannungsmaßnahmen und evtl. die psychologische Beratung sollten aber von Anfang an angewandt werden.

Anpassung und Auswahl des Gerätes

Die derzeit zur Verfügung stehenden Geräte zur Retrainingtherapie sind HdO-Geräte, bei denen die Elektronik in einem Gehäuse verankert ist, das hinter dem Ohr getragen wird. Das therapeutische Rauschen wird durch ein Kunststoffröhrchen an das Ohrpaßstück und schließlich dem Gehörgang übertragen. Die Versorgung ist offen, das heißt, daß der Gehörgang nicht abgeschlossen ist, sondern das Ohrpaßstück nach außen offen ist zur Schallübertragung aus der Umwelt und zur Belüftung.

Die andere Möglichkeit der Geräteversorgung besteht aus einem im Gehörgang zu tragenden Gerät (s. Abb. 9b). Der Vorteil dieses Gerätetyps besteht in der unauffälligeren Einpassung in den äußeren Gehörgang. Von Nachteil ist die geringe Öffnung des Gehörgangs im Vergleich zum HdO-Gerät. Ein weiterer Nachteil ergibt sich daraus, daß ein Im-Ohr-Gerät nicht so stabil sitzt und durch Kopfbewegungen leichter verloren gehen kann. Der örtliche Hörgeräteakustiker paßt das Gerät in Zusammenarbeit mit dem HNO-Arzt an. Selbstverständlich muß der Hörgeräteakustiker in vollem Umfang mit der Retrainingtherapie vertraut sein. Der Therapieerfolg kann nur eintreten, wenn alle Beteiligten, auch der Hausarzt, den Patienten mit demselben Inhalt informieren und beraten!

Die Entscheidung, ob ein Ohr (in der Regel das betroffene Tinnitus-Ohr) oder beide Ohren mit einem Gerät ausgestattet werden sollen, muß der HNO-Arzt in Absprache mit dem Patienten treffen. Diese Entscheidung richtet sich danach, wo der Tinnitus vernommen wird: wird er nur einseitig gehört, so sollte die betroffene Seite versorgt werden. Bei einem Tinnitus »im Kopf« sollte eine beidseitige Versorgung gewählt werden.

Um den größtmöglichen Nutzen zu erzielen, sollte das Gerät dann getragen werden, wenn die Umgebung ruhig ist.

Kosten

Seit 1995 sind die Tinnitusmasker – und hierzu zählt man auch die Geräuschgeräte – in die Liste der verordnungsfähigen Heil- und Hilfsmittel aufgenommen. Die Kosten für die Geräte und die Anpassung durch den Hörgeräteakustiker werden also bis zu einer bestimmten Höhe von den Krankenkassen übernommen. Voraussetzung hierfür ist die entsprechende Verordnung durch einen HNO-Arzt, wie bei der Verordnung eines Hörgerätes. Die Preise der Geräuschgeräte und der Aufwand für den Akustiker überschreiten in der Regel nicht den verordnungsfähigen Satz der Krankenkassen. Eine Zuzahlung sollte die Ausnahme sein. Da der Einsatz dieser Geräte im deutschsprachigen Raum erst am Anfang steht, wird sich das Preisniveau erst einpendeln. Die derzeit hier erhältlichen Geräte sind sehr viel teurer als die entsprechenden Geräte im anglo-amerikanischen Raum.

Tragedauer

Das Gerät soll zunächst täglich 6 Stunden getragen werden, vorzugsweise während einer Zeit, in der wenig Umgebungslärm vorhanden ist. Diese 6 Stunden stellen die Mindesttragedauer dar, wobei diese Zeit über den Tag verteilt werden kann, also z. B. morgens 3 Stunden und abends 3 Stunden. Viele Patienten tragen das Gerät aber schon bald länger, weil sie einen positiven Effekt auf die Wahrnehmung des Tinnitus spüren.

Die Lautstärke des Rauschens stellt man in der morgendlichen Stille ein und beläßt die Lautstärke während dieses Tages. Man beginnt mit einem therapeutischen Rauschen, das gerade wahrnehmbar ist, das auf jeden Fall leiser ist, als der eigentliche Tinnitus: die eingestellte Lautstärke am Gerät muß nicht zwangsläufig in Zusammenhang mit der Lautstärke des Tinnitus stehen. Auf gar keinen Fall soll sie den Tinnitus maskieren, das heißt übertönen.

Das Geräusch des Maskers soll in stiller Umgebung gerade gut und nicht unangenehm gehört werden. Andererseits kann in Fällen, in denen der Tinnitus als sehr laut und sehr präsent empfunden wird, versucht werden, das Geräusch so laut zu stellen, daß das Ohrgeräusch teilweise maskiert wird, wenn dies den Tinnitus erträglicher macht.

Die Tragezeit kann je nach Empfinden des Patienten ausgedehnt werden bis zum Einschlafen. Es gibt auch Patienten, die das Gerät vorzugsweise am Abend benützen, mit dem Gerät einschlafen und es dann auch während der Nacht tragen.

Nach etwa einem Monat sollte die Lautstärke höhergeregelt werden, jedoch nur soweit, daß sie noch nicht als störend empfunden wird. Hierzu stellt der Patient zunächst die Lautstärke so ein, wie er es bisher gewohnt war. Die gerade noch wahrnehmbare Lautstärkenerhöhung ist dann die richtige neue Einstellung. Es darf keine Beeinträchtigung des Sprachverständnisses eintreten oder gar eine Verstärkung des Ohrgeräusches. Der Patient wird schon sehr bald selbst spüren, welche Lautstärke des Geräuschgerätes für ihn die richtige und angenehme ist.

Reaktion des Tinnitus

Während des Tragens des Geräuschgerätes gehen die Präsenz und die Wahrnehmung des eigentlichen Tinnitus zurück. Mit der Zeit erscheint der Tinnitus als nicht mehr so laut und im Vordergrund stehend, auch in den Zeiten, in denen das Gerät nicht getragen wird. Der Patient spürt diesen Trainingseffekt frühestens nach 2 Monaten; es kann jedoch bis zu einem Jahr dauern, bevor ein eindeutiger Effekt auftritt. Bis dahin sollten das Rauschen des Geräuschgerätes und das Gerät selbst als nicht störend oder gar zusätzlich belästigend empfunden werden. Ist dies der Fall, so sollte der Patient den beratenden Arzt aufsuchen. Die bisherigen Ergebnisse der Therapie haben gezeigt, daß der bestmögliche Effekt der Behandlung nach 1–2 Jahren erreicht ist. Ein längeres Tragen des Gerätes ist weder sinnvoll noch notwendig.

Der Umgang mit dem Gerät

Nach Möglichkeit sollte beim Tragen des Gerätes gar nicht mehr an den Tinnitus gedacht werden. Vielmehr sollte die akustische Aufmerksamkeit bewußt auf das Geräusch des Maskers gelenkt werden.

Es kann sein, daß der Tinnitus mit der Zeit nicht mehr wahrnehmbar wird. In diesem Fall sollte die Therapie trotzdem noch einige Zeit weitergeführt werden, besonders in stiller Umgebung.

In manchen Fällen kann der Tinnitus zum Ende des Tages hin lauter werden. Sollte dies der Fall sein, so muß die am Morgen gewählte Lautstärke des Geräusches leiser eingestellt werden.

In Situationen, in denen die Umgebungsgeräusche lauter sind als das Geräusch des Maskers, sollte das Gerät aus dem Ohr genommen und abgeschaltet werden. Manche Modelle lassen sich nur über den Lautstärkeregler abschalten. Um später – in stillerer Umgebung – die Therapie wieder auf dem gleichen Lautstärkeniveau fortsetzen zu können, sollte bei diesen Geräten statt des Abschaltens die Batterie entnommen werden, um die Einstellung der Lautstärke nicht zu verändern. Die eingestellte Lautstärke kann selbstverständlich auch mit einem Filzstift am Gerät markiert werden.

Ende der Therapie

Die Therapie kann beendet werden, wenn das Ohrgeräusch für den Patienten als unbedeutend empfunden wird, oder – im Idealfall – verschwunden ist. Wenn ein Ohrgeräusch wieder als präsent und störend empfunden wird, kann die Behandlung jederzeit wieder aufgenommen werden.

Fallbeispiel

Als Manager in einer Bank war es für Herrn B. im Nachhinein klar, daß er einen Tinnitus bekommen mußte: umgeben von 4 Telefonen, Genuß von 40 Zigaretten täglich, unruhiger Schlaf, Überforderung durch Termine und das Hetzen von einem Hotel zum anderen waren Streßfaktoren genug. Das Ohrgeräusch kam langsam, aber stetig: zunächst war es für ihn ein leises Rauschen, und Herr B. dachte eigentlich an eine defekte Heizung, die das Geräusch verursachte. Als er jedoch dieses Geräusch auch in verschiedenen anderen Umgebungen wahrnahm, wurde er darauf aufmerksam, daß es nicht von der Heizung, sondern aus seinem Inneren kam. Der Termindruck gestattete ihm nicht, einen Arztbesuch wahrzunehmen.
Dies gelang ihm erst, als das Rauschen in seinen Ohren lauter wurde. Es gesellte sich ein Ohrdruck dazu. Beide Symptome wurden deutlich stärker, wenn ihm die Belastungen seines Berufes über den Kopf wuchsen. Die jetzt überhandnehmenden Schlafstörungen und das Ohrgeräusch entnervten Herrn B. so, daß er Angst hatte, Fehlentscheidungen im Beruf zu treffen, die für ihn eine existenzbedrohende Folge haben könnten. Um keine Fehler bei der Auswahl der Ärzte zu machen, wandte er sich an die Tinnitus-Liga. Anhand des ihm übersandten Informationsmate-

rials fand er heraus, welcher Arzt sich mit Tinnitus beschäftigte. Nachdem er eingesehen hatte, daß zunächst eine gründliche Diagnostik notwendig war, konnte er seine Termine soweit organisieren, daß man der Ursache des Ohrgeräusches auf den Grund gehen konnte. Hierbei half ihm auch sein verständnisvoller Hausarzt, der ihm gemeinsam mit dem beratenden HNO-Arzt dazu verhalf, seine Belastung und Überforderung durch den Beruf zu erkennen.
Erfreulicherweise hatte Herr B. ein stabiles Familienleben, und der jetzt gefaßte Entschluß, nach Jahren einmal wieder einen Urlaub zu planen, rief in der Familie helle Begeisterung hervor. Der HNO-Arzt leitete die Retrainingtherapie ein. Herr B. begriff, daß er sein Ohrgeräusch auch als Streßindikator benutzen kann, das ihn warnt, wenn seine geistigen Kräfte zum Erliegen kommen. Er setzte sich im Urlaub mit dem autogenen Training auseinander und unternahm wieder Waldläufe. Obwohl er zunächst erwartet hatte, daß er durch diese Maßnahmen zeitliche Abstriche von seinem beruflichen Engagement machen müßte, lernte Herr B., daß er durch diese Maßnahmen eine größere körperliche und geistige Dynamik erlangte und effizienter und dabei streßfreier arbeiten konnte. Auch bei ihm war ein Geräuschgerät Bestandteil der Therapie. Anfänglich hatte er Scheu, das Gerät wegen der Sichtbarkeit zu tragen. Er wollte sich schlichtweg keine Blöße geben. So trug er das Gerät, wenn er im Büro alleine war, in den Abendstunden und auch morgens. Das leise Rauschen verknüpfte er mit dem Gedanken, am Meer zu leben, und es war ihm überhaupt nicht unangenehm. Die Zeiten häuften sich, an denen Herr B. das Ohrgeräusch einfach vergaß. Nach einem halben Jahr störte ihn das Rauschen kaum noch; nur in belastenden Situationen wurde es wieder wahrnehmbar. Das Geräuschgerät benutzte er immer seltener. Heute ist Herr B. ein weiterhin sehr erfolgreicher Manager, der aufgrund seines Ohrgeräusches weiß, wann seine Belastungen zuviel werden, und der durch den Tinnitus gelernt hat, seine geistigen und körperlichen Kräfte einzuteilen. Das regelmäßige körperliche Training und das autogene Training sind feste Bestandteile seines anstrengenden, aber glücklichen Berufslebens geworden.

Die drei Hauptelemente der Retrainingtherapie (Tab. 2) beseitigen im Laufe der Zeit die negativen körperlichen und seelischen Reaktionen auf das Ohrgeräusch wie auch die Empfindung des Ohrgeräusches. Diese Desensibilisierung führt zu einer verminderten emotionalen Reaktion, zu einem Verlust der Ängste und des Gestörtseins durch den Tinnitus. Die verminderte Belastung durch das Ohrgeräusch zeigt sich in einer zunehmend längeren Periode, in der das Ohrgeräusch nicht mehr wahrgenommen wird,

Tab. 2 Die Säulen der Retraining-Therapie

Allgemeine Beratung	Geräuschgerät	Psychologische Maßnahmen
Arzt/Ärztin Audiologin Arzthelferin	Bereitbandrauschen (»weißes« Rauschen) HdO-Gerät IO-Gerät Kombination aus Hör- und Geräusch-Gerät	Therapie der Begleitstörungen Entspannungstechniken

in einem Leiserwerden des Tinnitus und schließlich auch in einem besseren Hörverständnis. Veranlaßt wird diese Therapie durch einen HNO-Arzt, der darin über die notwendige Erfahrungen verfügt; ein ebenfalls hierin speziell geschulter Hörgeräteakustiker paßt den Tinnitus-Masker individuell an.

▶ Eine Übersicht über die im deutschsprachigen Raum erhältlichen Geräuschgeräte zur Retrainingtherapie finden Sie im Anhang (S. 176f).

Die Therapie der Hyperakusis mit dem Geräuschgerät

Eine Hyperakusis (pathologisch erhöhte Lärmempfindlichkeit) kann alleine bestehen, aber auch von einem Ohrgeräusch begleitet sein. Ziel der Therapie ist es, das Hörsystem gegenüber dem normalen Umgebungslärm unempfindlicher zu machen, wobei in den meisten Fällen zu beobachten ist, daß dabei auch ein gleichzeitig vorhandenes Ohrgeräusch leiser wird oder sogar verschwindet. Auch hier gelten die allgemeinen Therapiegrundlagen der Retrainingtherapie. Speziell bei der Behandlung der Hyperakusis wird folgendes empfohlen:

1. Normalerweise reicht es aus, nur ein Ohr mit einem Geräuschgerät zu versorgen. Aus diesem Grunde wird bei einer Hyperakusis zunächst nur ein Gerät verordnet. Dabei wird normalerweise das Ohr versorgt, das subjektiv am empfindlichsten gegenüber Lärm reagiert oder einen lauteren Tinnitus aufweist. Im Zweifelsfall sollte das Ohr versorgt werden, das das Gerät am ehesten verträgt.

2. Es sollte ein Geräuschgerät bevorzugt werden, welches im Gehörgang mit offener Versorgung angepaßt werden kann.

3. Das Gerät sollte mindestens zwei bis sechs Stunden am Tag getragen werden, wenn möglich länger. Die Tragedauer hängt von den persönlichen Umständen ab und sollte im individuellen Fall festgelegt werden.

4. Zu Beginn der Therapie sollte die Lautstärke des Rauschens am Gerät so eingestellt werden, daß es gerade gehört werden kann. Diese Einstellung sollte am Morgen durchgeführt werden und so tagsüber belassen werden.

5. Nach etwa zwei Wochen soll nach dem morgendlichen Einstellen der Lautstärke das Geräusch noch einmal um eine solche Lautstärke erhöht werden, die gerade noch als Differenz zur Voreinstellung gehört werden kann.

6. In monatlichen Abständen wird die Lautstärke weiter erhöht. Dabei darf allerdings die maximale Lautstärke des Rauschens das Sprachverständnis und das soziale Hören nicht beeinträchtigen.

7. Der therapeutische Effekt, das heißt eine Herabsetzung der Lärmempfindlichkeit, wird frühestens nach zwei Wochen einsetzen. Wenn die Hyperakusis bereits länger besteht und sehr ausgeprägt ist, kann der therapeutische Effekt jedoch bis zu 12 Monate auf sich warten lassen. Ist die Toleranz gegenüber den Alltagsgeräuschen zurückgekehrt, besteht kein Grund mehr, die Therapie fortzusetzen.

8. In solchen Fällen, in denen zusätzlich ein sehr lästiges Ohrensausen besteht, kann es sein, daß der Patient das Rauschen des Gerätes gerne lauter hören möchte, weil es sein Ohrgeräusch u. U. »beruhigt«. Eine Teilmaskierung des Ohrgeräusches ist in diesen Fällen erlaubt.

9. Von vielen Patienten mit Hyperakusis werden zum akustischen »Schutz« der Ohren ständig Gehörschutzmaßnahmen wie Oropax®, Gehörschutzkapseln, Gehörschutzwatte und ähnliches verwendet. Diese Gehörschutzmaßnahmen sollten mit Beginn der Therapie abgebaut und beiseite gelegt werden, weil sie das Gegenteil der Retrainingtherapie bewirken und den Prozeß der Desensibilisierung verzögern. Gehörschutzmaßnahmen sind dann erlaubt, wenn eine besondere Lärmbelastung überstanden werden muß, z. B. am Arbeitsplatz oder im Straßenverkehr.

Die Deutsche Tinnitus-Liga

Die Deutsche Tinnitus-Liga hat eine in Europa einmalige Form der Organisation einer Selbsthilfe. Unter der derzeitigen Leitung des Ehepaars Knör und vielen Mithelfern ist in den letzten Jahren eine Institution mit derzeit 20000 Mitgliedern aufgebaut worden. Eine ähnlich schlagkräftige Einrichtung findet man sonst nur in den Vereinigten Staaten in Form der American Tinnitus Association (ATA). Eine der wichtigsten Aufgaben der Tinnitus-Liga ist die Weitergabe von Informationen an betroffene Patienten und an behandelnde Ärzte. Sie fördert die Ärzteausbildung, die allgemeine Aufklärung über Tinnitusverhütung, Forschung und Lehre, und sie betreut einzelne Selbsthilfegruppen. Die Tinnitus-Liga gibt viermal im Jahr das »Tinnitus-Forum« heraus, eine themenorientierte Zeitschrift, die der Information von Ärzten und Patienten dient. Es gibt sogar einen Telefonservice für betroffene Patienten.

Darüber hinaus kristallisiert sich ein wachsender Stamm von wissenschaftlichen Beratern um die Organisation heraus, wodurch sich die wissenschaftlichen Bemühungen um den Tinnitus in Deutschland intensivieren. Vermutlich hat bislang keine wissenschaftlich untermauerte Maßnahme soviel Positives für Patienten mit Ohrgeräuschen erreicht wie die Arbeit des Ehepaars Knör und ihrer Mitarbeiter.

Durch die unermüdliche Öffentlichkeitsarbeit ist es der Organisation gelungen, das Krankheitsbild Tinnitus und die damit verbundene Problematik in der Ärzteschaft, den Krankenkassen und Behörden stärker bewußt zu machen. Diese Öffentlichkeitsarbeit hat in den letzten Jahren zu einer sehr viel besseren medizinischen und sozialen Versorgung von Tinnituspatienten geführt. Eine wirkungsvolle Interessenvertretung aller Betroffenen im sozialpolitischen Bereich kann also tatsächlich gelingen. Der nächste Schritt wird sein, eine bessere Vorbeugung im beruflichen und privaten Bereich zu erreichen. Dies ist notwendig, um die weitere Ausbreitung von Schwerhörigkeit und Tinnitus zu verhindern. Dank des Einsatzes der Tinnitus-Liga ist es gelungen, die Tinnitusmasker verordnungsfähig zu machen. Heute ist dieser Erfolg eine der entscheidenden Grundlagen zur Einführung der so erfolgversprechenden Retrainingtherapie mit Hilfe der Geräuschgeräte, die als Tinnitusmasker verordnungsfähig sind.

Die Tinnitus-Liga leitet Selbsthilfegruppen und gibt Ratschläge zu deren Gründung. Die Selbsthilfegruppen sind für viele Patienten der erste Kontakt und Anknüpfungspunkt, nachdem sie sich über den chronischen Verlauf des Krankheitsbildes bewußt geworden sind. Für manchen Patienten ist der Besuch einer Selbsthilfegruppe ein Wiederanfang des Lebens in sozialen Strukturen, nachdem er zuvor einen aussichtslosen Rückzug aus dem sozialen Leben vollzogen hatte. Schon der Ausdruck »Geteiltes Leid ist halbes Leid« läßt die Möglichkeiten erahnen, die die Patienten in ihrer gemeinsamen Auseinandersetzung mit dem Thema bekommen.

Fallbeispiel

Herr U. K. erlitt nach einer mißglückten Ohroperation neben einer Schwerhörigkeit auf dem operierten Ohr einen ausgeprägten Tinnitus, der ihn fast zur Verzweiflung brachte. Sehr rasch spürte er, daß er in der Klinik, in der er operiert worden war, für seine aus dem Eingriff entstandenen Nöte kein Verständnis erwarten konnte. Bei seinem niedergelassenen HNO-Arzt fühlte er sich zwar gut verstanden, konnte mit ihm jedoch wegen Zeitmangels nie ein so ausführliches Gespräch führen, wie er sich das gewünscht hätte. Ratsuchend wandte sich Herr K. auch an einen Heilpraktiker, der über ein halbes Jahr lang mit verschiedenen Methoden versuchte, das Ohrgeräusch zu behandeln. Leider brachte dies ebenfalls keinen Erfolg, war jedoch eine sehr teuere Angelegenheit.
Nach dieser Zeit griff Herr K. den Vorschlag seines HNO-Arztes auf und wandte sich an die Tinnitus-Liga. Dort erfuhr er von der Existenz einer Selbsthilfegruppe unweit seines Wohnortes. Herr K. fand in dieser Gruppe sofort Anschluß. Es freute ihn sehr, daß es Leute gab, die sich für seine Nöte interessierten und die Verständnis hatten für ein Krankheitsbild, das man den Patienten äußerlich nicht ansehen kann. Der beginnende Informationsaustausch mit anderen Tinnituspatienten war für Herrn K. im weiteren Verlauf eine große Unterstützung. Er konnte mit den anderen Therapieangebote diskutieren und deren Sinn hinterfragen, ohne selbst vergeblich Geld, Zeit und Hoffnung zu investieren. Dies war eine wesentliche Hilfe für Herrn K. und ermöglichte ihm ein erfülltes, ja sogar neues Leben »nach dem Tinnitus«.
Das altersbedingte Ausscheiden aus seinem Beruf ermöglichte Herrn K. schließlich ein vermehrtes Engagement für die Selbsthilfegruppe. Heute sieht Herr K. die Gruppe als ein dynamisches Element in der Betreuung und Therapie von Tinnituspatienten. Wie in vielen anderen Selbsthilfegruppen auch, machte daß die Gruppe eine bewegte Entwicklung durch, mit vielen Wechseln der Teilnehmer.

Kommentar

Dieses Fallbeispiel zeigt, wie aus einem Leiden nicht zwangsläufig Hoffnungslosigkeit, sondern neue und erfüllende Aufgaben erwachsen können. Der Anschluß an eine der Tinnitus-Selbsthilfeorganisationen empfiehlt sich für jeden Betroffenen. Der Kontakt zu Personen mit meist denselben

Sorgen und das gegenseitige Verständnis für diese Sorgen ist nur ein positiver Faktor. Die Tatsache, daß mit zunehmender Zahl von Mitgliedern eine große Lobby entsteht, wird einen großen Einfluß auf die wissenschaftliche Weiterentwicklung haben und allen Beteiligten ein Ansporn sein.

Für viele Patienten reicht es, wenn sie in der Gruppe einige Ansprechpartner finden. Das Nicht-Besuchen und Verlassen von Gruppenabenden ist nicht unbedingt ein Zeichen der Unzufriedenheit, sondern in den meisten Fällen ein Indiz, daß die Patienten mit ihrem Ohrgeräusch zurechtkommen und es nicht mehr beachten. Die Funktion der Selbsthilfegruppe hat in diesen Fällen ausgereicht, einen Zeitraum des Niedergeschlagenseins und der Verzweiflung zu überbrücken und durch Gemeinsamkeit und gutgemeinte Ratschläge den Patienten durch diese Phase zu tragen.

▶ Adressen der Deutschen Tinnitus-Liga sowie österreichischer und Schweizer Selbsthilfeorganisationen sind im Anhang aufgeführt (S. 168).

Die Rolle der Halswirbelsäule und der Kiefergelenke in Tinnitusdiagnostik und -therapie

Die Halswirbelsäule

Die klinische Bedeutung der Halswirbelsäule (HWS) in Bezug zum Tinnitus zeigt sich an den erfolgreich über die HWS behandelten Tinnituspatienten, aber leider auch in der Tatsache, daß immer wieder Fallberichte erscheinen, bei denen ein Ohrgeräusch durch eine Therapie an der Halswirbelsäule ausgelöst wurde.

Fallbeispiel 1

Frau Hermine M., 32 Jahre alt, hatte schon immer etwas Probleme mit ihrem Nacken. Durch eine intensive Ballettschulung seit der Kindheit waren ihre Gelenke allgemein überbeweglich. Da sie seit der Geburt ihres ersten Kindes mit sportlicher Betätigung und auch mit dem Ballett aufgehört hatte, war sie körperlich nicht mehr im Training, und zunehmend stellten sich Verspannungen in den Schultern und im Nacken ein, gelegentlich auch mit Kopfschmerzen verbunden. Frau M. suchte einen erfahrenen Manualtherapeuten auf, der eine Blockierung im Bereich der oberen Halswirbelsäule feststellte und behandelte. Da sie nach der Behandlung eine Erleichterung verspürte, ging sie regelmäßig zu diesem Arzt.
Eines Tages war die Behandlung jedoch nicht sofort erfolgreich, so daß ein zweites und drittes Mal kurz hintereinander die Manipulation an der HWS durchgeführt wurde. Im nachhinein stellte sich heraus, daß die Kopfschmerzen, die sie zum Arzt geführt hatten, im Zusammenhang mit einem Infekt gestanden hatten. Beim dritten Mal trat unmittelbar nach dem chiropraktischen Eingriff ein Ohrgeräusch auf. Auch ein kurzes Druckgefühl und eine kurze Hörstörung des betroffenen Ohres waren das Behandlungsergebnis. Der Arzt reagierte sofort und beendete die manualtherapeutischen Manipulationen. Es begann eine wohldosierte krankengymnastische Übungsbehandlung ohne Massage der HWS zur Entkrampfung der Muskulatur und zur Beruhigung des ganzen Systems. Nach einer Woche hatte Frau M. ihr Druckgefühl im Ohr verloren, und sie hörte wieder normal. Es blieb jedoch ein leises Summen in diesem Ohr, das Frau M. allerdings nur wahrnimmt, wenn es ganz ruhig ist. Sie ist durch dieses Summen nicht weiter belästigt.

Kommentar

Insbesondere junge Patientinnen mit einer vermehrten Beweglichkeit der Wirbelsäule und der Gelenke (Hypermobilität) sind gefährdet bei chiropraktischen Manipulationen. Durch einen unsachgemäßen oder in zu schneller Folge durchgeführten chiropraktischen Eingriff können sehr rasch die empfindlichen Strukturen an der oberen HWS überdehnt werden. Dies war wohl auch im Falle von Frau M. die Ursache für eine Irritation des Hörsystems. Eine Therapie an der oberen Halswirbelsäule ist in diesen Fällen dem sehr erfahrenen Arzt vorbehalten. Bei ungenauer Anwendung der Therapie werdem die ohnehin hypermobilen Gelenke überdehnt, es kommt zur pathologischen Reaktion. Der Arzt hatte in diesem Fall richtig reagiert: Beim Auftreten solcher Störungen muß eine weitere chiropraktische Behandlung unbedingt unterlassen werden! Die empfindlichen Strukturen der HWS können nur durch eine vorsichtige krankengymnastische Übungsbehandlung, möglichst unter kurzzeitiger Eisanwendung während der muskulären Anspannungsphasen, wieder beruhigt werden. Keinesfalls darf dabei die Halswirbelsäule massiert werden!

Fallbeispiel 2

Monika L. bekam ihren Tinnitus nach einem Auffahrunfall. Sie stand an einer Ampel und hatte sich gerade zu ihrem rechts neben ihr angeschnallten Kind gedreht, als ein Fahrzeug von hinten auffuhr. Durch einen Aufprall am Lenkrad erlitt Frau L. einen Schlüsselbeinbruch, weshalb sie ins Krankenhaus eingewiesen wurde. Aus Sorge um ihr kleines Kind beachtete Frau L. zunächst nicht, daß sie auch leichte Schmerzen in der Halswirbelsäule verspürte. Sie nahmen in den nächsten drei Tagen stetig zu, bis sich am vierten Tag ein Ohrgeräusch am linken Ohr dazugesellte.
Die Halswirbelsäule wurde mit einem Stützverband ruhiggestellt. Nach etwa 6 Wochen schlossen sich Massagebehandlungen der HWS an, die zwar vorübergehend eine Linderung der Beschwerden bewirkten, jedoch auf das Ohrgeräusch keinen Einfluß hatten. Frau L. stellte sich einem in der manuellen Therapie erfahrenen Orthopäden vor, nachdem der HNO-Arzt eine Hörstörung und ein unfallunabhängiges Krankheitsbild ausgeschlossen hatte. Der Orthopäde stellte eine Funktionsstörung mit Blockierung des 2. und 3. Wirbelsäulengelenkes fest und führt eine schonende und schmerzfreie Manipulation dieses Gelenkes durch. Bereits am gleichen Tage bemerkte die Patientin einen Rückgang des Ohrgeräusches. Weitere Sitzungen mit einer gezielten Manualtherapie und eine fundierte krankengymnastische Übungsbehandlung folgten. Das Ohrgeräusch wurde leiser und war nach vier Wochen verschwunden.

Kommentar

Das Auftreten von Ohrgeräuschen nach einem Auffahrunfall ist relativ häufig. Ebenso wie Beschwerden von seiten der Halswirbelsäule (z. B. Schmerzen im Nacken, Kopfschmerzen, Gleichgewichtsstörungen) können auch Ohrgeräusche nach einem symptomfreien Intervall von bis zu 2–3 Wochen nach einem Unfall auftreten. Dies erschwert häufig eine gutachterliche Untersuchung und Beurteilung solcher Ohrgeräusche, da wegen des langen Zeitraums zwischen Unfall und Auftreten des Ohrgeräusches vielen Gutachtern ein Zusammenhang zwischen Unfall und Tinnitus unwahrscheinlich erscheint.

Die gereizten Strukturen der Halswirbelsäule müssen zunächst beruhigt werden, bevor eine krankengymnastische Behandlung eingeleitet werden kann. Eine Massage an der HWS, besonders wenn ein Trauma vorausging, sollte unterbleiben. Neuere wissenschaftliche Untersuchungen haben gezeigt, daß direkte Nervenverbindungen zwischen Rezeptoren in den Nackenmuskeln und den zentralen Kerngebieten des Hörorgans bestehen. Die auf diesen Nervenbahnen geleiteten Nervenimpulse (Afferenzen) werden in den Kerngebieten über Nervenverbindungen gesteuert und überwacht. Unter noch nicht geklärten Umständen könnten diese Afferenzen funktionsstörend auf das Hörorgan einwirken und so ein Ohrgeräusch oder einen Hörsturz auslösen. Die Diagnostik und Therapie funktioneller Störungen der Halswirbelsäule sind aus diesen Gründen heute fester Bestandteil in der Behandlung des Hörsturzes und des Tinnitus.

Anatomische Grundlagen

Der anatomische Aufbau der Halswirbelsäule ist sehr komplex.

Eine seitliche Röntgenaufnahme der Halswirbelsäule läßt erkennen, wie die knöchernen Strukturen zueinander stehen (Abb. 10).

In Diagnostik und Therapie der Halswirbelsäule müssen die ersten drei Wirbel von den weiteren vier Halswirbeln gesondert betrachtet werden. Die Verbindung zwischen Kopf und der beweglichen Halswirbelsäule stellt der Atlas her, der erste Wirbel. In der Gelenkverbindung zwischen Atlas und Schädelbasis findet hauptsächlich die Nickbewegung des Kopfes statt. Die Verbindung zwischen dem Atlas und dem zweiten Wirbel, der Axis, ermöglicht die große Drehmöglichkeit des Kopfes. Der dritte Wirbel verbindet die kompliziert konstruierten ersten beiden Wirbel mit der unteren Halswirbelsäule. Diese Verbindung zwischen dem zweiten und dritten Wirbel ist am anfälligsten für funktionelle Störungen, da die dynamische Belastung hier am größten ist.

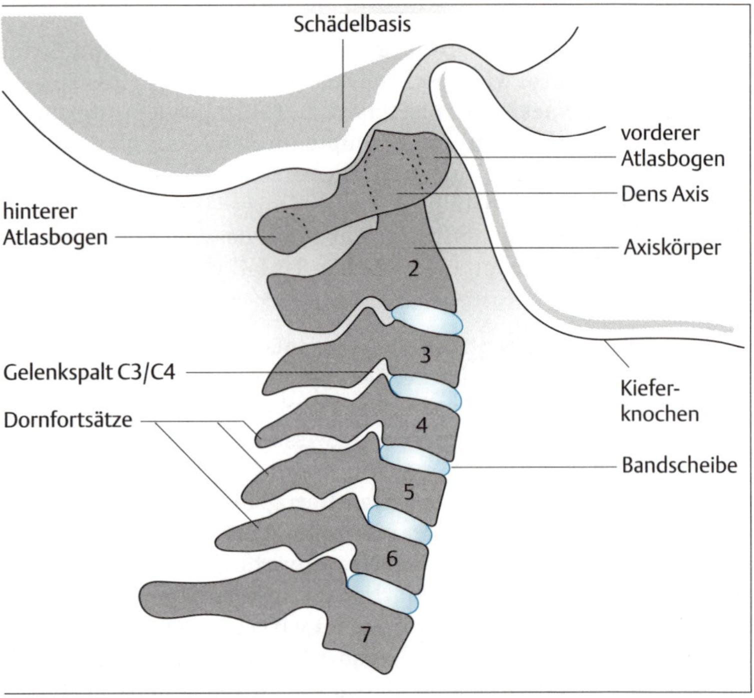

Abb. 10 Anatomie der Halswirbelsäule

Die Bewegungen der oberen Halswirbelsäule werden über kleinste Muskeln präzise gesteuert. Für diese Steuerung sind viele, in den Muskeln gelegene Fühler (Rezeptoren) notwendig. Da diese Rezeptoren u. a. auf mechanischen Zug und Druck reagieren, kann eine zu starke Massage zu Störungen wie Schwindel und Kopfschmerzen führen und vorhandene Symptome wie z. B. Tinnitus verstärken. Es gibt viele Tinnituspatienten, die ihr Ohrgeräusch durch solche Manipulationen beeinflussen können. In solchen Fällen ist der Zusammenhang zwischen der HWS und dem Tinnitus erst recht zu vermuten.

Diagnostik an der Halswirbelsäule

Grundsätzlich muß bei der Diagnostik an der Halswirbelsäule weniger den Abnützungserscheinungen im Röntgenbild als der Funktion der Halswirbelsäule Aufmerksamkeit geschenkt werden. Abnützungserscheinungen wie z. B. knöcherne Auswüchse an den Wirbelkörpern, verschlissene Bandscheiben und arthrotische kleine Wirbelgelenke sind lediglich Ausdruck der »Instandhaltungsmöglichkeiten« unseres Körpers: er versucht durch Kalkbildung die überbeanspruchten Strukturen ruhigzustellen. Ist eine solche Ruhigstellung mit zunehmendem Alter erreicht, äußert sich dies zwar in einer geringeren Bewegungsmöglichkeit der HWS, vorher vorhandene Störungen wie Schmerzen und Reizerscheinungen sind dann aber verschwunden.

Im Röntgenbild lassen sich der knöcherne Apparat und die Stellung der Wirbel zueinander beurteilen, es dient dem Ausschluß entzündlicher, bösartiger oder traumatischer Erkrankungen und der Darstellung angeborene Fehlbildungen. Die Aussage, ob ein Tinnitus durch Veränderungen an der Halswirbelsäule entstanden ist, kann niemals nur anhand des Röntgenbildes der HWS getroffen werden.

Eine solche Aussage gelingt nur mit Hilfe einer subtilen klinischen Untersuchung der Halswirbelsäule. Die Prüfung der Funktion jedes der einzelnen Wirbelgelenke und das Abtasten der umgebenden Weichteile sind die wichtigsten diagnostischen Maßnahmen. Die dazu notwendigen Fähigkeiten lernt der Arzt leider nicht während der Ausbildung. Im deutschsprachigen Raum ist hierzu eine zusätzliche Ausbildung in Manueller Therapie (= Chirotherapie) notwendig. Dabei wird nicht nur gelehrt, wie man funktionsgestörte Gelenke behandelt, sondern auch, wie man die kleinsten Muskeln und Gelenkstrukturen tasten kann.

Bereits bei der Palpation lassen sich Hinweise finden, ob die Halswirbelsäule mit einem Ohrgeräusch in Verbindung steht: Verstärkung oder Abschwächung des Tinnitus bei bestimmten Bewegungen oder bei der Palpation bestimmter Strukturen legen einen Zusammenhang nahe. Auch ist immer wichtig, wie das Ohrgeräusch entstanden ist: in manchen Fällen läßt sich im Nachhinein rekonstruieren, daß das Ohrensausen in Verbindung mit einer ungeschickten Bewegung oder Körperhaltung aufgetreten ist. Diesbezüglich spielt die Statik des Patienten, also die Architektur des Körperbaues eine große Rolle: Bei Fehlhaltungen, beispielsweise bei einem Beckenschiefstand, sind Beschwerden an Rücken und Halswirbelsäule vorprogrammiert, da einzelne Wirbelsäulenabschnitte übermäßig belastet werden. Auf solche Haltungsdefizite muß in der krankengymnastischen Behandlung eingegangen werden.

Nicht zu vergessen sind die Kiefergelenke, die in einem engen Zusammenhang zur oberen Halswirbelsäule stehen (s. S. 104). Beim Tinnituspatienten muß der behandelnde Arzt ihre Funktion ebenfalls beurteilen.

Ein Tinnitus nach einem »Schleudertrauma« (Distorsionstrauma) der Halswirbelsäule verdient besondere Beachtung. Für viele Patienten beginnt mit dem Schleudertrauma ein Leidensweg nicht nur hinsichtlich des Tinnitus, sondern auch, weil Versicherungen, Gutachter, Berufsgenossenschaften, Gerichte, Arbeitgeber und Unfallverursacher dieses Leiden nicht ernst nehmen. Da Tinnitus nicht sicht- und meßbar ist, läßt sich den Untersuchern oft nur sehr schwer klarmachen, daß hier eine unfallbedingte Störung mit u. U. schwerwiegenden Folgen besteht. Direkt nach dem Unfall stellen sich den behandelnden Ärzten oft andere, manchmal lebenswichtige Aufgaben, und so wird das Vorhandensein eines Ohrgeräusches oft erst Tage nach dem Unfall oder überhaupt nicht in den Akten festgehalten. Ein Umstand, der es den Gutachtern später erschwert, eine Beziehung des Tinnitus zum Unfallereignis herzustellen.

Andererseits wird heute immer häufiger anerkannt, daß ein Tinnitus auch erst bis zu mehrere Tage nach einer Verletzung in Erscheinung treten kann und daß das Ausmaß der Halswirbelsäulenverletzung nicht unbedingt mit dem Schweregrad des Tinnitus übereinstimmt. Für Betroffene ist es wichtig, sich einen unabhängigen Gutachter zu suchen, der sich sowohl mit der Diagnostik und Therapie von Ohrgeräuschen als auch mit den Halswirbelsäulenverletzungen beschäftigt. Gelegentlich empfiehlt es sich, zur Beurteilung auch einen Psychologen hinzuzuziehen.

Therapieprinzipien an der Halswirbelsäule

In der Behandlung der Halswirbelsäule bei Tinnituspatienten muß zwischen der ärztlichen und der physiotherapeutischen (krankengymnastischen) Therapie unterschieden werden.

Die Therapiemöglichkeiten des Arztes an der Halswirbelsäule

Bei akuten Störungen der Halswirbelsäule können gelegentlich Medikamente angezeigt sein, die den Spannungszustand der Muskeln herabsetzen (Muskelrelaxanzien) oder Entzündungen und Reizzustände dämpfen (Antiphlogistika, Antirheumatika). Auch die vorübergehende Ruhigstellung der Halswirbelsäule mit einer Zervikalstütze ist bei akuten und schmerzhaften Zuständen notwendig.

Funktionsstörungen, also Bewegungsstörungen der Halswirbelsäule werden mit Techniken aus der Manuellen Therapie (Chirotherapie) behandelt, wobei ausdrücklich nicht nur das sog. »Einrenken« gemeint ist.

Vielmehr existiert heute eine Vielzahl von Behandlungstechniken für die Weichteile des Wirbelsäulenapparates, die auch bei der empfindlichen und schmerzhaften Halswirbelsäule angewandt werden können. Die schnellste und oft wirksamste Methode der Behandlung einer Funktionsstörung (sog. »Blockierung«) ist jedoch die Manipulation eines Gelenks: dabei werden die Gelenkflächen für Sekundenbruchteile voneinander entfernt, wobei der charakteristische »Knacks« entsteht. Als Folge dieser Manipulation entspannt sich die Muskulatur deutlich. Gleichzeitig damit werden auch störende Nervenimpulse aus dem behandelten Gelenk zum Gehirn gedämpft oder beseitigt. Der Patient verspürt prompt die Besserung der Beweglichkeit. Steht ein Ohrgeräusch mit der beseitigten Funktionsstörung in Verbindung, kommt es sofort, zumindest aber in den nächsten Stunden zu einer Linderung. Im Idealfall wird das Ohrgeräusch sogar beseitigt. Werden diese positiven Effekte nicht schon bei den ersten beiden Behandlungen erreicht, sind weitere Manipulationen des gleichen Gelenkes sinnlos! Innerhalb kurzer Zeit darf das Gelenk allerdings nicht mehrfach manipuliert werden, sonst wird u. U. sogar ein Ohrgeräusch überhaupt erst ausgelöst.

Die heute gelehrten Techniken der Manipulation eines Gelenks sind schmerzfrei und ungefährlich. Komplikationen sind erfreulicherweise eine Seltenheit geworden. Das gewaltsame sogenannte »Einrenken« gehört der Vergangenheit an.

Die Aus- und Weiterbildung der Ärzte und Krankengymnasten erfolgt an bestimmten Schulen. Für die Ärzte endet die Ausbildung in Manueller Therapie mit der Qualifikation »Chirotherapie«. Diese Bezeichnung darf dann im Praxisschild und auf dem Briefkopf geführt werden. Sie zeigt, daß der Arzt diese Ausbildung erfolgreich abgeschlossen hat. Auch bei den Krankengymnasten führt die Ausbildung zu einem Abschluß, der es ihnen gestattet, die angewandte Therapie besonders abzurechnen.

Eine andere Methode, störende Nervenimpulse aus kranken Wirbelgelenken zu blockieren, besteht in der Injektion von Betäubungsmitteln (Lokalanästhetika). Hierzu führt der Arzt eine gezielte Injektion an das kranke Gelenk bzw. die entsprechenden Muskeln durch. Auch diese Injektionstechniken setzen ein subtiles Tastvermögen des Arztes voraus.

Die Physiotherapie

Der an der Halswirbelsäule tätige Physiotherapeut (in Deutschland »Krankengymnast«) sollte eine Zusatzausbildung in Manueller Therapie oder ähnlich gearteter Weiterbildungen abgeschlossen haben.

Eine besondere Rolle spielen die Körperhaltung, der Körperbau und die Stellung der verschiedenen Körperabschnitte zueinander. Diese z. T. sehr komplizierten Zusammenhänge werden z. B. in den Ausbildungen nach »Brügger« oder »Klein-Vogelbach« vermittelt.

Im Einzelnen sind die Aufgaben der Physiotherapie:

- zuerst die Befunderhebung (Statik des Bewegungsapparates, Muskelverkürzungen, Funktionsstörungen),
- Behandlung der Funktionsstörungen über die Behandlung der Weichteile (Muskeln, Sehnen, Bänder, Haut und Unterhautgewebe), aktive und kontrollierte Bewegungsübungen. Dabei darf an der Halswirbelsäule keine ausschließliche klassische Massage angewandt werden!
- Korrektur der Statik des Patienten, um eine erneute Funktionsstörung zu verhindern. Hierzu gehört auch die Demonstration von Übungen, die der Patient zu Hause durchführen soll. Es ist auch Aufgabe der Krankengymnasten, die Haltung am Arbeitsplatz zu analysieren und Tips zu geben, um eine entspanntere Haltung herbeizuführen.
- Beratung über sportliche Betätigungen bis hin zur Überwachung einer Trainingstherapie an sinnvollen Geräten.
- Physikalische Maßnahmen: An der Halswirbelsäule hat sich der Einsatz von Eis während der aktiven Behandlung sehr bewährt. Allerdings muß beachtet werden, daß die Eispackung nur kurz (10–20 Sekunden) und während der aktiven Übungsbehandlung aufgelegt wird. Keinesfalls darf der Patient mit der Eispackung einfach liegengelassen werden! Dieser Fehler wird häufig gemacht. Wird die Eisanwendung richtig, d. h. mit aktiver Muskelanspannung und kurz durchgeführt, so wird die Durchblutung der Muskulatur maximal gesteigert. Dies bewirkt einen ausgezeichneten Entspannungseffekt, eine Schmerzaufhebung und eine bessere Dehnfähigkeit der Muskelfasern. Die Eisbehandlung sollte deshalb einer Wärmeanwendung (z. B. mit Fango, Heißluft) immer vorgezogen werden, sofern keine Gegenanzeigen (Durchblutungsstörungen, Kälteempfindlichkeit der Blutgefäße und Nerven) bestehen.

In zunehmendem Maße halten »ganzheitliche« Therapieansätze aus der Osteopathie, der Kinesiologie (s. Seite 125 ff) und anderen besonderen Behandlungsmethoden Einzug in die Physiotherapie. Diese therapeutischen Ansätze müssen mit dem Arzt abgesprochen werden. Solange beispielsweise der Verdacht besteht, daß ein Ohrgeräusch von Störungen in der Halswirbelsäule ausgeht, hat die Behandlung der Halswirbelsäule unter den o. g. Kriterien absoluten Vorrang. Beschäftigt man sich mit der Halswirbelsäule und dem Tinnitus, so kristallisieren sich doch deutliche Kriterien heraus, die im Einzelfall eine ursächliche Verbindung des Ohrgeräusches zur Halswirbelsäule herstellen lassen. Ein Ohrgeräusch ist meist nur dann über die Halswirbelsäule gut zu behandeln, wenn

- es sich um Kinder und Jugendliche handelt, ohne vorausgegangene Lärmbelastung,
- das Ohrgeräusch tief ist,
- das Ohrgeräusch kommt und geht, insbesondere bei Kopfbewegungen oder Lagewechsel,
- ein normales Hörvermögen besteht.

Die Behandlung der Halswirbelsäule mit der Manuellen Therapie (Chirotherapie) wird von den Krankenkassen anerkannt, die Berufsausbildung hierzu ist gut geregelt, überwacht und im deutschsprachigen Raum von hohem Niveau. Diese Therapie und Diagnostik an der Halswirbelsäule soll deshalb demjenigen überlassen bleiben, der die entsprechenden Voraussetzungen erfüllt. Es gibt keinen Grund, die Therapie an der Halswirbelsäule einem Heilpraktiker oder anderen paramedizinischen Heilern zu überlassen.

Diese Aufgaben können nur durch speziell ausgebildete Ärzte, meist Orthopäden, erfüllt werden. Es ist wünschenswert, daß diese Ärzte sich auch mit dem Problemkreis des Tinnitus befassen und so eine Teamarbeit mit dem HNO-Arzt entstehen kann. HNO-Ärzte, die selbst über eine Ausbildung in Manueller Therapie verfügen, sind selten. Das Interesse für diese Ausbildung ist auf Seite der HNO-Ärzte sehr groß, jedoch stellen leider oft unsinnige berufspolitische Interessen den interessierten Ärzten unüberwindliche Hindernisse in den Weg. So ist z. B. von der Ärztekammer Bayerns erst kürzlich der Beschluß gefaßt worden, daß HNO-Ärzte keine Manuelle Therapie (Chirotherapie) ausüben dürfen. Dies steht in krassem Gegensatz zu den Belangen der Patienten.

▶ Kontaktadressen, über die Sie entsprechend ausgebildete Ärzte und Krankengymnasten erfragen können, finden Sie im Anhang (S. 178).

Das Kiefergelenk

Das Kiefergelenk ist sowohl anatomisch als auch nerval-funktionell mit der Halswirbelsäule und dem Ohr verbunden. Dies zeigt sich bei vielen Tinnitus-Patienten, die beim Zusammenbeißen oder beim Vorschieben des Unterkiefers das Ohrgeräusch in seiner Lautheit und/oder Tonhöhe beeinflussen können. Man beobachtet auch immer wieder, daß Tinnitus durch Kiefergelenkprobleme (auch z. B. nach Entfernen von Weisheitszähnen) einerseits zum Verschwinden gebracht werden kann, andererseits aber auch durch solche Maßnahmen hervorgerufen wurde. Bereits 1934 beschrieb der Arzt Costen diese Zusammenhänge. Nach ihm wird das sogenannte Costen-Syndrom benannt, das das gemeinsame Auftreten von Gehörstörungen und Schmerzen im Kiefer- und Gesichtsbereich beschreibt. Die Beziehung zur Halswirbelsäule besteht über komplizierte Band- und Muskelverbindungen. Eine Fehlhaltung der Halswirbelsäule kann zu Störungen im muskulären Gleichgewicht der Kaumuskulatur führen; umgekehrt können z. B. Kiefergelenksfehlstellungen Verspannungen der Halsmuskulatur bewirken.

Die von vielen Tinnituspatienten beobachtete Beeinflußbarkeit des Ohrgeräusches durch Kiefergelenksbewegungen beruht wahrscheinlich auf einer bandförmigen Verbindung zwischen der Kiefergelenkskapsel und einem Gehörknöchelchen, dem Hammerkopf. Dieses Band geht manchmal auch von der Sehne des Musculus pterygoideus lateralis, eines Kaumuskels, aus. Bei der Anspannung des Kiefergelenkes wie z. B. beim Vorschieben des Unterkiefers wird über dieses Band Kraft auf das Mittelohrknöchelchen übertragen; die gesamte Gehörknöchelchenkette wird dadurch in ihrem Spannungszustand verändert. Dies wirkt sich natürlich dann auch auf die Innenohrfunktion aus, das Ohrgeräusch verändert sich. Diese Beeinflußbarkeit des Tinnitus durch Kiefergelenksbewegungen ist also oft rein mechanischer Natur und bedeutet nicht von vorne herein, daß das Kiefergelenk am Tinnitus schuld ist!

Der Frage, ob das Kiefergelenk ursächlich an der jeweiligen Tinnitusentstehung beteiligt ist, muß besonders dann nachgegangen werden, wenn

1. eine Zahnbehandlung unmittelbar oder mittelbar mit der Tinnitusentstehung verbunden war,
2. wiederholt kiefergelenksbedingte Gesichts- und Ohrenschmerzen aufgetreten sind,
3. Sie nachts mit den Zähnen knirschen,
4. starke Verspannungen in der Kiefergelenksregion und der Kaumuskulatur zu beobachten sind,

5. ein Fehlbiß besteht, wenn also die Stellung von Ober- und Unterkiefer zueinander nicht optimal ist,
6. eine Fehlfunktion der Kiefergelenke nachgewiesen ist.

Das Kiefergelenk kann jeder deutlich selbst tasten (Abb. 11). Es liegt direkt vor dem Ohr, und man kann durch Auflegen des Fingers in diesem Bereich und durch Tasten beim Mundöffnen und -schließen sowohl den Gelenkspalt als auch das Unterkieferköpfchen gut unterscheiden. Sollte diese Gegend schmerzhaft sein, ist eine zahnärztliche Untersuchung notwendig. Auch die Symmetrie der Funktion kann der Patient vor dem Spiegel selbst prüfen: weicht der Unterkiefer beim Mundöffnen zu einer Seite hin ab, ist die Funktion der Kiefergelenke nicht symmetrisch. Dann besteht die Gefahr, daß ein Kiefergelenk mechanisch belastet ist. Auch in diesem Fall ist die weitere Klärung notwendig. Die Kiefergelenksfunktion sollte ein darin speziell fortgebildeter Zahnarzt, Kieferorthopäde oder auch Kieferchirurg

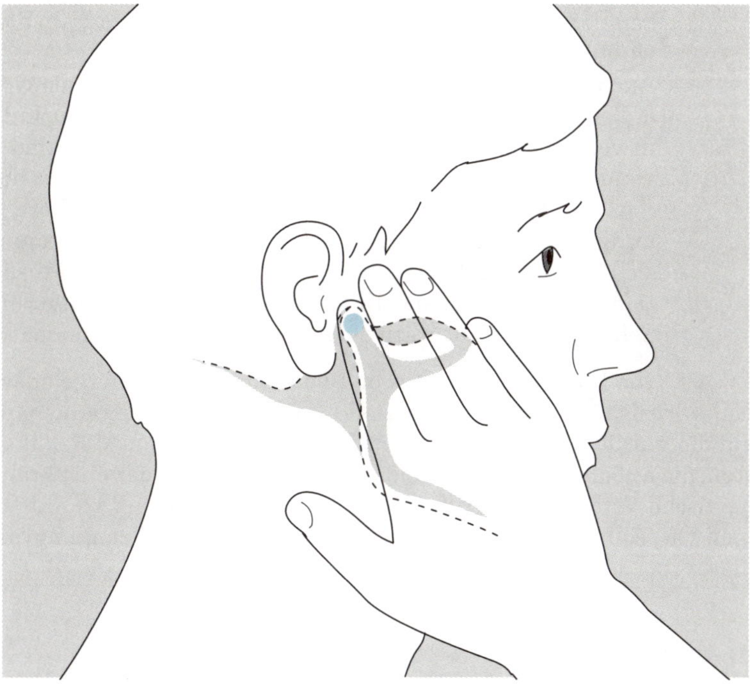

Abb. 11 Das Kiefergelenk kann direkt vor dem Ohr getastet werden. Öffnet und schließt man den Mund, kann dabei die Bewegung hinsichtlich Seitengleichheit und Schmerzhaftigkeit untersucht werden.

beurteilen. Zur genauen Diagnostik wird er eingehend die Funktion untersuchen. Zum Teil ist dabei sinnvoll, ein Kiefermodell anzufertigen. Spezielle apparative Funktionsanalysen sind möglich, aber sehr aufwendig; sie werden nur nach vorheriger Absprache mit der Krankenkasse bezahlt. Die dritte Maßnahme ist das Röntgenbild der Kiefergelenke, in speziellen Fällen sogar die Kernspintomographie.

Die Ergebnisse der Diagnostik münden in individuelle Therapievorschläge und können folgende Maßnahmen umfassen:

1. Unter Umständen eine Aufbißschiene, evtl. nach vorausgegangener Korrektur der Bißebenen. Damit kann eine falsche mechanische Kiefergelenksbelastung korrigiert werden.
2. Spezialschienen zur Gelenkentlastung und Bißführung, bis hin zur Einflußnahme auf die Position der Kiefergelenksköpfchen.
3. Entspannungsmaßnahmen. Das Kiefergelenk ist wie der gesamte Gesichtsbereich eng mit der seelischen Stimmung verknüpft. Geläufige Redewendungen wie »Du mußt die Zähne zusammenbeißen«, »Zähneknirschend etwas zugeben« usw. spiegeln diese unbewußten Zusammenhänge wider.
   Auch körperliche Verspannungen (vor allem der Halswirbelsäule) äußern sich in einer erhöhten Spannung der Kaumuskulatur und in vermehrtem Druck des Kiefergelenkes. Deshalb sind entspannende Körpertherapiemaßnahmen in manchen Fällen notwendig, um den Teufelskreis Verspannung–Schmerz–stärkere Verspannung zu durchbrechen. Je nach Konstitution und Neigung eignen sich hierfür das Autogene Training, die Progressive Muskelrelaxation nach Jacobson und die Methode nach Feldenkrais (Seite 115 ff).
4. Sehr selten eine operative Behandlung des Kiefergelenkes.

Die krankengymnastische Behandlung der Kiefergelenke und der Halswirbelsäule setzt eine spezielle Fortbildung der Krankengymnasten auf diesem Gebiet voraus. Leider gibt es noch sehr wenige Krankengymnasten, die auf diesem Gebiet kundig sind. Der Patient, der eine krankengymnastische Verordnung für die Therapie am Kiefergelenk verordnet bekommen hat, soll sich an seinem Ort erkundigen, wo ein Krankengymnast mit dieser speziellen Ausbildung niedergelassen ist.

Ratschläge zur Hörgeräteanpassung

Bei vielen Tinnituspatienten wird der Tinnitus von Schwerhörigkeit begleitet. In diesen Fällen ist die angemessene Hörgeräteversorgung entscheidend, damit der Patient das Ohrgeräusch ertragen kann. Dies steht auch im Sinne einer erfolgreichen Retrainingtherapie im Vordergrund. Auch wenn die heutigen Hörgeräte hinsichtlich einer hervorragenden Akustik und der Unterdrückung von Stör- und Nebengeräuschen noch viele Wünsche offen lassen, sollten sie möglichst frühzeitig eingesetzt werden. Erfreulicherweise entwickeln sich die elektronischen Möglichkeiten rasant weiter; die Bauteile werden immer winziger. Demnächst ist mit dem Erscheinen der ersten volldigitalen und mit Sprachprozessoren gesteuerten Hörgeräte zu rechnen. Diese Technik wird vielleicht die Hörgeräte revolutionieren – zum Wohl der Anwender.

Viele Patienten reagieren auf die Empfehlung eines Hörgerätes zunächst verständlicherweise mit Ablehnung, und es tauchen viele Fragen auf, die bei der ersten Konfrontation mit dem »Urteil« des Hörgerätetragens oft nicht genügend beantwortet werden. Hier soll deshalb (ergänzend zum Arztgespräch) erklärt werden, warum die Hörgeräteverordnung sinnvoll ist.

Warum ein Hörgerät?

Das Miteinander-Sprechen gehört zu den grundlegenden Voraussetzungen unserer zwischenmenschlichen Beziehungen. Es setzt ein intaktes Hörorgan voraus. Ist die Funktion des Hörorgans durch Veränderungen im Innenohr gestört (z.B. bei familiärer Schwerhörigkeit, einer »Altersschwerhörigkeit«), wird je nach dem Grad der Schwerhörigkeit das Sprachverständnis beeinträchtigt. Am frühesten macht sich die Schwerhörigkeit dann bemerkbar, wenn in Gesellschaft mehrere Leute durcheinander reden. Der Betroffene wird bemerken, daß er dann besonders schlecht versteht.

Die Hörhilfe hat im wesentlichen das Ziel, dieses Sprachverständnis so gut wie möglich wieder herzustellen, um dem Betroffenen eine gute Kommunikation in Gesellschaft und Familie zu ermöglichen. Auch der Besuch von Vorträgen und Konzerten kann so wieder Freude bereiten. Eigenartigerweise ist das Ansehen von Hörgeräten viel schlechter als das der Brille. Nicht nur »die anderen« sehen das so, sondern auch der Patient selbst. Während es kaum jemanden stört, wenn er eine Brille verordnet bekommt, stößt die Verordnung eines Hörgerätes zunächst auf Befremdung und gelegentlich auch Ablehnung. Diese Einstellung ist zum großen Teil unbegründet, denn das Hörgerät wird dem Patienten eine so große Hilfe werden, daß er es nach einer Eingewöhnungszeit gerne tragen wird. Die heutigen technischen Möglichkeiten bieten für die unterschiedlichsten Hörstörungen geeignete Lösungen. Die technischen Bausteine können dank der Mikrotechnik in sehr kleinen Hörgeräten untergebracht werden. Der kosmetische Aspekt ist von untergeordneter Bedeutung: Ein Hörgerät ist im Gegensatz zur Brille fast unsichtbar.

Wann ein Hörgerät?

Prinzipiell gilt: Je eher, desto besser!

Leider verhält es sich mit dem Hörgerät nicht so wie mit der Brille, die nur aufgesetzt werden muß, um besser zu sehen. Beim Hörgerät ist immer ein Gewöhnungs- und Übungsprozeß notwendig, um dem Gehirn zu ermöglichen, sich auf die Hörhilfe einzustellen. Wartet man zu lange mit der Anpassung eines Hörgerätes, so hat das Gehirn die Sinneseindrücke für das richtige Hören vergessen. Die Hörgeräteanpassung wird dann für den Patienten schwieriger, der Hörgewinn schlechter. Aus diesem Grund gibt es heute klare Richtlinien, ab welchem Grad der Schwerhörigkeit der Hals-Nasen-Ohren-Arzt ein Hörgerät verordnen darf und soll.

Zwei Hörgeräte oder nur eines?

Die Richtlinien zur Hörgeräteverordnung geben klar vor, daß bei beidseitiger Schwerhörigkeit auch beide Ohren mit einem Hörgerät versorgt werden sollen! Das zentrale Hörsystem im Gehirn ist von Geburt an auf das Hören mit zwei Ohren angewiesen. Hinzu kommt, daß nur mit zwei hörenden Ohren ein Richtungshören möglich ist. Zum richtigen Hören ist aus diesen Gründen bei beidseitiger Schwerhörigkeit immer die Hörhilfe auch für beide Ohren sinnvoll.

Hört ein Ohr normal, so ist dennoch eine Hörgeräteversorgung für das kranke, schlechter hörende Ohr möglich, um einen möglichst normalen Höreindruck und die ungestörte Kommunikation in Gesellschaft zu ermöglichen.

Wie kommt man zu einem Hörgerät?

Nachdem der Hals-Nasen-Ohren-Arzt durch Hörprüfungen die Schwerhörigkeit festgestellt und dokumentiert hat, stellt er einen Verordnungsbogen zur Anpassung eines Hörgerätes aus. Mit diesem Verordnungsbogen geht der Patient zum Hörgeräteakustiker, der den Patienten entsprechend der Art seiner Schwerhörigkeit berät, ein Hörgerät aussucht und einstellt. Hierbei werden so weit wie möglich auch die persönlichen und beruflichen Anforderungen berücksichtigt.

Der Anpassungsvorgang durch den Hörgeräteakustiker ist eine sehr schwierige Angelegenheit. Die vorgegebenen Daten aus den Hörprüfungen geben dem Hörgeräteakustiker zwar viele Hinweise, welches Hörgerät er nehmen soll. Am Ende muß jedoch der Patient selbst entscheiden, mit welchem Hörgerät er den besten Höreindruck hat. Nachdem er zusammen mit dem Hörgeräteakustiker ein Hörgerät ausgesucht hat, bekommt der Patient das Hörgerät kostenlos zum »Ausprobieren« mit nach Hause.

Warum ein Probetragen des Hörgerätes?

Auch die besten Meßgeräte können nicht vollständig nachempfinden, wie der Patient mit dem Hörgerät hören wird. Dazu kommt, daß sich das zentrale Hörorgan im Gehirn durch Training an das Hörgerät gewöhnen muß. Ein probeweises Tragen des Hörgerätes zu Hause muß also sein. Vereinbaren Sie mit Ihrem Hörgeräteakustiker einen Zeitraum, in dem Sie das Hörgerät zu Hause, am Arbeitsplatz und auch in der Freizeit testen können. Dieser Zeitraum des Probetragens kann niemals kürzer als zwei Wochen sein, um einen richtigen Eindruck zu gewinnen.

Nützen Sie diese Zeit dazu, um zu versuchen, in möglichst vielen verschiedenen Situationen mit dem Hörgerät zurecht zu kommen. Zu Abschluß der »Probezeit« sollen die Hörgeräte dann den ganzen Tag ohne Unterbrechung getragen werden. In der Probezeit steht dem Patienten der Hörgeräteakustiker zur Seite und hilft, mit den verschiedenen Einstellungen zurechtzukommen. Sollten Sie nicht davon überzeugt sein, daß das Hörgerät Ihren Wünschen und Anforderungen entspricht, wird ein anderes Modell versucht. Erst nachdem Patient und der Hörgeräteakustiker überzeugt sind, das richtige Modell ausgewählt zu haben, kommt der Patient noch einmal zum HNO-Arzt, der mit Hilfe einer Hörprüfung mit und ohne Hörgerät den Hörgewinn überprüft. Durch die Unterschrift des Hals-Nasen-Ohren-Arztes wird dann die Hörgeräteanpassung abgeschlossen und dies auch von der Krankenkasse akzeptiert.

Wer bezahlt das Hörgerät?

Im allgemeinen werden die Kosten für das Hörgerät von der Krankenkasse übernommen. Besondere technische Einrichtungen des Hörgerätes und besondere Modelle werden jedoch nicht vollständig von der Krankenkasse bezahlt, so daß der Patient unter Umständen einen eigenen Anteil bezahlen muß. Der Patient muß sich bei der Auswahl der Hörgeräte mit dem Hörgeräteakustiker absprechen, wie hoch dieser Eigenanteil im Einzelfall sein wird. Fragen Sie immer genau nach den Kosten, die Sie selbst tragen müssen!

Leider werden die Batterien zur Stromversorgung der Hörgeräte nicht mehr von der Krankenkasse bezahlt.

Was ist, wenn ich mir ein Hörgerät nicht leisten kann?

Es gibt immer Möglichkeiten, ein Hörgerät ohne Selbstbeteiligung zu bekommen. Der Patient sollte sich nicht scheuen, gegenüber dem Arzt und dem Hörgeräteakustiker seine Sorgen diesbezüglich mitzuteilen. Beide werden einen Weg finden, auch dann ein passendes Hörgerät zu finden.

Hörgeräte im Ohr oder hinter dem Ohr?

Viele Menschen möchten ein möglichst klein im Gehörgang angepaßtes Hörgerät. Dank moderner und immer kleiner werdender Elektronik ist es heute möglich, Hörgeräte so klein zu produzieren, daß sie in der Ohrmuschel oder sogar im Gehörgang getragen werden können. Die herkömmliche Methode ist das Tragen eines Hörgerätes hinter dem Ohr (sog. HDO-Gerät). Dabei wird die Elektronik in einem Kunststoffgehäuse fast unsichtbar hinter der Ohrmuschel versteckt und der Schall dann auf das sogenannte Ohrpaßstück in der Ohrmuschel bzw. im Gehörgang übertragen. Diese Geräte können mehr Elektronikteile aufnehmen und sind deshalb bei speziellen Hörproblemen unter Umständen sogar besser geeignet als Hörgeräte in der Ohrmuschel.

Im Einzelfall wird der Hörgeräteakustiker beraten, der Patient sollte selbst beide Gerätetypen ausprobieren. Wichtigstes Kriterium sollte das bestmögliche Hören und nicht die Kosmetik sein! Von den Krankenkassen wird allerdings ein Im-Ohr-Gerät nur ganz bezahlt, wenn ein HDO-Gerät nicht den gewünschten Effekt erzielen konnte.

Wie sieht die Nachbetreuung aus?

Für technische Probleme steht der Hörgeräteakustiker bereit. Bei Problemen, die beim Tragen des Hörgerätes auftreten, sollte der Hals-Nasen-Ohren-Arzt konsultiert werden. Naturgemäß ist der Gehörgang durch das Tragen eines Hörgerätes stärker belastet. Das Hörgerät kann durch Ohrenschmalz verstopft werden. Deshalb kann ein regelmäßiges Reinigen des Gehörganges unter dem Mikroskop notwendig werden. Der zeitliche Abstand dieser Ohrreinigungen ist von Patient zu Patient unterschiedlich und liegt bei 3 Monaten bis einem halben Jahr. In Einzelfällen muß der Gehörgang auch in kürzeren Abständen gereinigt werden. Gelegentlich kommt es im Laufe der Zeit dazu, daß das Ohrpaßstück, welches den Gehörgang mit dem eigentlichen Hörgerät verbindet, nicht mehr richtig sitzt. Dadurch verschlechtert sich das Gehör. In diesem Fall muß ein neues Ohrpaßstück angefertigt werden. Diese Probleme stellen sich allerdings erst im Laufe des längeren Tragens der Hörgeräte ein. Mindestens einmal jährlich sollte das Hörvermögen kontrolliert werden, um eine etwaige Verschlechterung feststellen zu können; teilweise müssen dann lediglich die Einstellungen am Hörgerät verändert werden.

Warum ein Hörgerät bei Ohrgeräuschen?

Ist das Ohrgeräusch mit einer Schwerhörigkeit verbunden, kann das Hörgerät helfen, vom Ohrgeräusch abzulenken. Es überträgt die Geräuschkulisse des Alltags ans Ohr. Der Patient fühlt sich dadurch dem Ohrgeräusch nicht mehr so ausgesetzt und kann es besser ertragen. Soll ein gleichzeitiges Retraining (s. S. 182 ff) durchgeführt werden, so kann der dazu notwendige Rauschgenerator mit einem Hörgerät kombiniert werden. Diese Kombinationsgeräusche mit Verstärkerteil und Geräuscherzeuger nennt man auch Tinnitusinstrumente. Eventuell kann auch ein Hörgerät mit einem eigenen Grundrauschen des Verstärkers geeignet sein.

Wann soll das Hörgerät getragen werden?

Grundsätzlich ist zu raten, das Hörgerät möglichst den ganzen Tag über zu tragen. Erst dann gewöhnen sich die Ohren und vor allem das zentrale Hörsystem an die technische Hilfe, eine Voraussetzung für das Gefühl, mit dem Hörgerät deutlich besser hören zu können. Es ist nicht sinnvoll, das Hörgerät nur zu bestimmten Anlässen zu tragen. Etwas anderes ist es natürlich, wenn an der Arbeitsstelle oder auch bei bestimmten Tätigkeiten zu Hause (z. B. Arbeit an der Säge) starker Lärm auftritt. In diesen Situationen ist es ratsam, das Hörgerät auszuschalten.

Wie lange hält ein Hörgerät?

Das Hörgerät ist so gebaut, daß es den täglichen Einsatz über Jahre überstehen kann. Die Krankenkasse übernimmt die Kosten für ein neues Hörgerät, wenn das alte etwa 5–6 Jahre getragen wurde.

- Adressen der Hörgerätehersteller in Deutschland sind im Anhang zusammengestellt (Seite 176 f).

Die stationäre Behandlung in der Tinnitus-Klinik

In den letzten Jahren sind Tinnituskliniken in zunehmender Zahl entstanden. Dort werden Patienten behandelt, die unter einem chronischen Ohrgeräusch leiden. Ein Klinikaufenthalt zur Behandlung eines Tinnitus ist dann sinnvoll, wenn der Patient mit dem Ohrgeräusch nicht mehr leben kann, wenn die normale soziale Entwicklung und das Berufsleben gefährdet sind. Vom therapeutischen Ansatz her unterscheiden sich die verschiedenen Tinnituskliniken: einige folgen dem psychosomatischen Therapieansatz und verhelfen den Patienten zu einer Tinnitusbewältigung, das heißt zu einem Leben mit Tinnitus. Andere bieten vielfältige therapeutische Methoden zur eigentlichen Tinnitusbehandlung an.

Psychosomatische Behandlung

Die erste Form, das heißt die psychosomatische Behandlung von Tinnituspatienten, wurde in Deutschland zunächst unter Federführung von Goebel in der Klinik Roseneck in Prien eingeführt. Mit einem Stab von psychologischen Mitarbeitern und Therapeuten wird der Patient zu dem Ziel geführt, sein Leben mit vorhandenem Tinnitus zu gestalten. Er soll lernen, daß er seinen Tinnitus beherrscht und nicht umgekehrt der Tinnitus ihn.

Bevor der Patient in eine solche Klinik eingewiesen wird, müssen die Diagnostik und die Akuttherapie abgeschlossen sein. Der Patient darf nicht erwarten, daß in einer solchen Klinik Maßnahmen ergriffen werden, die das Ohrgeräusch leiser werden lassen oder gar zum Verschwinden bringen. Vielmehr lernt der Patient, den Problemkreis »Tinnitus« zu bewältigen. Ein Krankenhausaufenthalt ist deshalb sinnvoll, weil parallel etliche Therapieansätze angewandt werden können, die gemeinsam eine breitere Wirkung erzielen. Zu den psychologischen Therapien gehören körpertherapeutische Verfahren (s. u.), die in Einzel- und Gruppentherapie durchgeführt werden. Die Gruppentherapie ermöglicht das Miterleben persönlicher Probleme anderer Tinnituspatienten, das Sich-Öffnen und den Austausch individueller Verarbeitungs- und Kompensationsmaßnahmen.

Zum Standard gehört heute das von Goebel u. a. entwickelte Tinnitustagebuch. Aufgezeichnet werden darin täglich die tinnitusbetreffenden Gefühle und Begleitumstände wie Lautheit, Kontrolle, Stimmung, Einstellung zum Therapieerfolg etc. Das Tinnitustagebuch ermöglicht die Beurteilung des Tinnitus, gerade hinsichtlich der Veränderungen während der Therapie. Dieses aus der Verhaltenstherapie stammende Verfahren dient zur Selbstbeobachtung des chronischen Symptoms und der damit verbundenen emotionalen und körperlichen Aspekte. Darüber hinaus motiviert es Patienten und Therapeuten.

Polypragmatische Behandlung

Die zweite Art von Tinnitusklinik hat als Ziel, den Tinnitus zum Verschwinden zu bringen und setzt hierfür zahlreiche schulmedizinische und alternative Heilmittel ein. Im Gegensatz zu diesem hochgesteckten Ziel darf der an *chronischem* Tinnitus leidende Patient aber nicht mit der Erwartung in diese Kliniken gehen, sein Ohrgeräusch könne verschwinden. Wie alle Körpertherapien und alternativen Heilmethoden können ihm die Anwendungen in dieser Klinik guttun und zu einer Linderung führen. Ein Versprechen, den Tinnitus effektiv behandeln zu können, wäre unehrlich. Die Entscheidung, ob ein Patient eine solche Klinik aufsuchen soll, hängt von zwei Faktoren ab:

1. von der jeweiligen Belastung durch den Tinnitus, der psychischen Kompensation: sind Störungen der seelischen, familiären und beruflichen Entwicklung abzusehen oder bereits vorhanden, sollte unbedingt eine Klinik mit ausschließlich psychosomatischem Therapieansatz gewählt werden. Ist das Ohrgeräusch in dieser Hinsicht gut kompensiert und steht eher der Wunsch nach einer Erholung im Sinne einer Kur im Vordergrund, kann eine Klinik mit polypragmatischem Therapieangebot sinnvoll sein.
2. vom finanziellen Aspekt: letztlich ist die Entscheidung bei der Auswahl der Klinik vom finanziellen Aufwand abhängig, denn die Kosten für diese Tinnituskliniken sind häufig selbst zu tragen.

Leider fehlt es in Deutschland noch an spezifischen Einrichtungen zur Behandlung von Patienten mit akuten Fällen (Tinnitus im ersten Vierteljahr).

▶ Eine Übersicht über die derzeit vorhandenen Tinnituskliniken können Sie dem Anhang entnehmen (Seite 172 ff).

Körpertherapien

Unter dem Begriff »Körpertherapien« werden diejenigen Therapieformen eingeschlossen, die unter der Vorstellung einer ganzheitlichen Behandlung dem Körper insgesamt guttun sollen. Diese Therapien wirken also nicht spezifisch auf das Hörsystem, sondern sie wirken unspezifisch positiv auf das gesamte Körperempfinden. Im Vordergrund steht der entspannende Effekt dieser Therapiemaßnahmen.

Körpertherapien sind ein wichtiger Bestandteil in der Tinnitusbehandlung. In der stationären Therapie werden sie immer angeboten, ihre Bedeutung ist aber auch in der ambulanten Betreuung der Patienten unbestritten. Die Körpertherapien zeichnen sich ganz besonders dadurch aus, daß sie eine intensive Entspannung erreichen. Diese Entspannung wirkt sich auf die Muskulatur der Halswirbelsäule, der Kiefergelenke etc. aus, sie ist jedoch auch eine Quelle positiven Empfindens. Damit sind die Körpertherapien nützlich für den Streßabbau und die emotionale Entkoppelung vom lästigen Ohrensausen. Der Erfolg der Körpertherapien ist von mehreren Faktoren abhängig:

1. Die innere Bereitschaft, sich auf die Therapie und die Entspannung einzulassen

Persönliche Neigungen und Abneigungen spielen bei der Akzeptanz der jeweiligen Körpertherapie eine große Rolle. So empfindet der eine oder andere Patient z. B. eine Körpertherapie als unangenehm, die mit Partnerübungen verbunden ist oder die stark suggestive Einflüsse hat, und bringt daher nicht die nötige Motivation auf. Auch die Yogatherapie, mit ihrem je nach Lehrkraft mehr oder weniger ausgeprägten fernöstlichen Anflug, kann für den einen oder anderen Patienten ungeeignet sein. Gewinn bringt die Körpertherapie immer dann, wenn der Patient aktiv mitarbeitet und lernt, die Methode unabhängig von einem Lehrer zu Hause durchzuführen.

2. Die Persönlichkeit des Therapeuten

Bei jeder Behandlung spielen sogenannte Plazebowirkungen eine Rolle (placebo, lat.: »ich gefalle«). Damit ist gemeint, daß die Erscheinung des Arztes und seine Ausstrahlung den Erfolg einer Therapie mitbestimmen (oder sogar ausschließlich bestimmen).

Zu- oder Abneigungen gegenüber dem Therapeuten müssen deshalb als normale zwischenmenschliche Erscheinungen akzeptiert werden, ohne sie als gut oder schlecht zu werten. Wenn einem Patienten, für den Autogenes Training geeignet ist, die entsprechende Lehrkraft unsympathisch erscheint, dann kann ein Wechsel zu einem sympathischeren Lehrer sinnvoll sein, selbst wenn der eine für den Patienten eigentlich weniger geeignete Körpertherapie unterrichtet.

3. Umgebung

Nicht unberücksichtigt bleiben darf die Umgebung der Schulung, die ebenfalls die Motivation des Patienten positiv beeinflußt, und schließlich die Gruppengröße und die Zusammensetzung der Gruppe.

Viele Körpertherapien werden von den örtlichen Volkshochschulen und auch von Krankenkassen angeboten. Zum Teil werden die Kosten für die Körpertherapien auch von den Krankenkassen übernommen. Deshalb lohnt sich meistens, bei diesen Institutionen anzufragen. Je nach Neigung des Patienten und nach Belastung durch das Ohrgeräusch kann aber auch eine Einzeltherapie notwendig werden.

Eine Auswahl der geeigneten Körpertherapien wird im folgenden besprochen. Vorgestellt werden die Verfahren, die möglichst überall angeboten werden und die der Patient selbständig zu Hause durchführen kann.

Alexander-Methode

Dieses Verfahren wurde vom Australier M. ALEXANDER entwickelt. Durch diese Therapie werden die richtige Bewegung und Haltung des Körpers erlernt, da beide im direkten Zusammenhang mit Krankheit und Gesundheit gesehen werden. In strengen Lektionen wird der Patient mit den Richtlinien zur korrekten Körperhaltung und Bewegung vertraut gemacht. Er erhält eine intensive Körperschulung und lernt, sehr genau auf die Körperkontrolle zu achten. Die Alexander-Methode beschäftigt sich aber auch mit der richtigen Ernährung, die auf den allgemein gültigen Empfehlungen beruht: nicht zu fett, wenig Fleisch, Verzicht auf chemisch behandelte Nahrungsmittel u. a. Die Alexander-Prinzipien werden in der Regel von Ärzten für Naturheilkunde vermittelt.

Atemtherapie

Die Schulung der richtigen Atmung ist wichtiger Bestandteil verbreiteter Körpertherapien. Falsche Atemtechnik kann zu vielen Beschwerden führen und beeinflußt auch den Bewegungsapparat negativ. Die richtige Atemtechnik und das Konzentrieren auf die Atmung bewirkt eine allgemeine Entspannung. Atemtherapie ist daher besonders bei Schlafstörungen sehr nützlich. Die Atemtherapien werden von Krankengymnasten und Masseuren gelehrt, sie sind aber auch fester Bestandteil des Yoga und des Autogenen Trainings.

Autogenes Training

Der Franzose Emile Coué entwickelte diese auch bei uns sehr verbreitete und beliebte Therapieform. In Deutschland wurde das Verfahren von Heinrich Schultz Anfang dieses Jahrhunderts eingeführt. In der Behandlung von Tinnituspatienten spielt das Autogene Training eine große Rolle. Durch Beeinflussung der Gedankenwelt (Selbstsuggestion) lernt der Anwender, Gliedmaßen, das Herz-Kreislaufsystem und das vegetative Nervensystem zu entspannen und zu beruhigen. Das Autogene Training kann in Wochenkursen erlernt werden und sollte täglich angewandt werden. Der positive Effekt tritt meistens erst nach monatelangem Üben auf, ist dann jedoch von nachhaltiger Wirkung. Autogenes Training immunisiert gegen Streß, baut negative Gedanken ab, erhöht die Belastbarkeit, verbessert Ein- und Durchschlafen und löst Ängste. In Hinblick auf die Ohrgeräusche kann das Autogene Training helfen, von der inneren Fixierung auf die Ohrgeräusche loszukommen und über sie hinwegzuhören. Diese Therapie ist daher auch im Rahmen des Retrainings sehr willkommen. Kurse zum Erlernen des Autogenen Trainings werden vielfach von Krankenkassen und Volkshochschulen angeboten.

Biofeedback

Joe Kamiya, ein Amerikaner, war der Entdecker des Biofeedbacks. Er stellte fest, daß der Mensch seine Gehirnaktivität selbst beeinflussen kann, unterstützt durch spezifisches Training an einem Gerät, das die Gehirnströme aufzeichnet und sichtbar macht. Das technische Gerät mißt also Körperfunktionen und gibt dem Patienten ein positives Signal, wenn er richtig übt. Dadurch wird das Übungsziel positiv verstärkt. Das Biofeedback wird heute nicht nur zur Messung von Gehirnströmen verwendet, sondern auch zur Kontrolle des Entspannungszustandes bestimmter Muskeln und Muskelgruppen. Da das Biofeedback immer an ein technisches Gerät gebunden ist, ist die Anwendung der Therapie weitgehend Kliniken vorbehalten. Bei Tinnituspatienten ist das Muskelbiofeedback zu empfehlen, wenn die Muskulatur des Nackens und des Kiefergelenkes stark verspannt ist.

Farbtherapie

Der Einfluß von Farben auf das vegetative Nervensystem und auf die Psyche ist bekannt, und so wird die Farbtherapie, meistens zusätzlich zu anderen Therapien, eingesetzt. Sicherlich kann die Farbtherapie nicht das Krankheitsbild Tinnitus beseitigen, aber die suggestive Wirkung der Therapie kann eine Hilfe sein. Bei dieser Therapie wird der Patient in einen Raum mit einem bestimmten Licht gebracht, gelegentlich wird die Farbe von Musik begleitet. Die erkrankten Körperstellen werden oft mit einer bestimmten Farbe beschienen oder die Farben aufgelegt. Die Therapie ist nicht gefährlich und darf mit allen anderen Therapiemethoden kombiniert werden. Meistens wird sie in der Klinik angewandt.

Feldenkrais

Die Körpertherapie nach Feldenkrais ist eine im stationären Bereich und in Kurkliniken häufig anzutreffende Methode. Ambulant wird sie seltener durchgeführt. Die Methode wurde von Moshe Feldenkrais, einem israelischen Physiker, entwickelt.

Sie versteht sich als aktiver Lernprozeß, der beim Studenten ein hohes Maß an Motivation, Interesse und Neugier an seiner persönlichen Entwicklung voraussetzt. Die Methode macht sich das große Lernpotential des Menschen zunutze, um gewohnheitsmäßige, die Vitalität einschränkende Bewegungs- und Verhaltensmuster zum Bewußtsein zu bringen und aufzubrechen. Statt starre Lösungen zu Fragen und Problemen anzubieten, lädt sie den Menschen ein, die Vielfältigkeit von Bewegungsmöglichkeiten zu erforschen (ein Beispiel: auf wieviel verschiedene Arten kann ich mich morgens aus dem Bett erheben –auf das Leben übertragen: wie voll und lebendig lebe ich mein Leben?) Der Zusammenhang von Denken, Spüren, Wahrnehmen und Bewegen wird in z. T. ungewohnten, sanften und langsamen Bewegungen entweder in Einzelbehandlungen oder im Gruppenunterricht erforscht. Den Teilnehmern wird durch präzise strukturierte Bewegungsabläufe und verbale Erklärung ein intensives Körperbewußtsein vermittelt. Der Kreativität und Spontaneität sind bei der Auswahl und Durchführung der Körperübungen keine Grenzen gesetzt. Die neugefundene Bewegungsfreiheit führt zur Lösung chronischer Muskelverspannungen und zur Verminderung von Schmerzen, zu verbesserter Haltung und zu allgemeinem körperlichem und psychischem Wohlbefinden.

Gestaltungstherapie

Diese Art der Psychotherapie taucht in verschiedenartiger Form, z.B. als Kunsttherapie, Musik-, Tanz-, Modellier- oder Zeichentherapie meist in der stationären Tinnitusbehandlung auf. Im Laufe seines Lebens baut der Mensch in persönlichen Anpassungsprozessen und zwischenmenschlichen Konflikten bestimmte Verhaltensmuster auf, die störend sein können. Mit Hilfe der genannten Gestaltungsmöglichkeiten versinnbildlicht oder artikuliert der Patient die Personen, Gefühle oder Spannungen, die ihn stören. Richtig angewandt kommen Hemmungen und Frustrationen an die Oberfläche, werden von Therapeut und Patient erkannt und können dann wirksam behandelt werden. Die Gestaltungstherapie gehört in die Hand erfahrener Fachleute, meistens Psychotherapeuten oder Psychologen. Sie ist nicht ganz ohne Gefahr, da die Persönlichkeit des Patienten aufgedeckt wird und ist daher meistens Bestandteil einer Behandlung in der Klinik. Hier kann jedoch die Gestaltungstherapie zu einem großen Fortschritt in der Bewältigung des Tinnitus und in der Entwicklung einer stabilen Persönlichkeit führen.

Hydrotherapie

Die Behandlung mit Wasser (Hydrotherapie) in verschiedensten Anwendungsformen gehört zu den klassischen Naturheilmethoden, wird seit Jahrtausenden eingesetzt und nimmt auch heute noch einen wichtigen Platz in der Heilkunde ein, vor allem in Kuranwendungen und im stationären Bereich. Obwohl sie strenggenommen nicht zu den Körpertherapien, sondern zu den physikalischen Maßnahmen zählt, soll die Hydrotherapie wegen ihrer positiven körperlichen Effekte und ihrer unkomplizierten Anwendbarkeit hier ebenfalls erwähnt werden. Bereits die römischen Badehäuser zeugen von einer damals schon weit verbreiteten Erfahrung mit der Hydrotherapie. In unseren Breitengraden war es Prießnitz im 18. Jahrhundert und später Sebastian Kneipp, die die Hydrotherapie entwickelten und zur Blüte brachten. Kälte, Wärme und Hitze werden in Form von Güssen, Abreibungen, Wickeln, Waschungen, Moor- und Schlammbädern, Fangopakkungen bis hin zur Sauna verabreicht. Diese Maßnahmen wirken beruhigend und stabilisieren das vegetative Nervensystem. Damit fördern sie auch den Abbau von Streßfolgen. Es ist nützlich, wenn Tinnituspatienten einen Teil der Anwendungen nach einem Kuraufenthalt zu Hause fortsetzen können, z. B. in Form kalter Waschungen und Güsse oder einer Sauna. Die positiven Wirkungen bleiben so auch im Alltagsleben erhalten und stabilisieren die körperliche und seelische Gesundheit.

Kunstsinnige Therapie

Musik und Tanz sind die wesentlichen Bestandteile der kunstsinnigen Therapie. Der Patient beschäftigt sich damit, Klänge, Töne, Rhythmen, aber auch Motive in Bewegungen auszudrücken. Es gelingt damit, Ängste, Trauer und Schuldgefühle zu bewältigen; aber auch überschüssige Energien, angestaut durch Frustrationen und Wut, können abreagiert werden. Diese Therapie wirkt sich positiv auf den ganzen Körper aus, vor allem aber auch auf den Bewegungsapparat. Wer gerne tanzt und sich der Musik hingibt, findet in dieser Therapieform sicherlich eine positive Quelle. Eine andere Richtung der kunstsinnigen Therapie benützt das Malen oder Zeichnen, um Gefühle abzuarbeiten. Dabei dienen die gefertigten Formen und Farbmischungen weniger der Analyse von inneren und psychischen Problemen als bei der Gestaltungstherapie. Kunstsinnige Therapeuten trifft man vor allem unter anthroposophisch orientierten Ärzten. In der Anthroposophie ist die kunstsinnige Therapie fester Bestandteil der Heilkunde.

Meditation

Die vor allem in Indien und Asien seit Jahrtausenden geübte Meditation hat sich mittlerweile auch im Westen ihren festen Platz erobert. Sie ist ein wesentlicher Bestandteil vieler anderer Techniken, wie z. B. des Yoga oder des Autogenen Trainings. Aber auch als selbständige Körpertherapie wird die Meditation angewandt. Sie führt zur inneren Ruhe und ist nicht prinzipiell mit einer bestimmten Glaubensrichtung zu verbinden. Die Technik der Meditation beruht darauf, bewußt zu entspannen, innerlich auszuruhen und sich selbst kennenzulernen. Dabei wird gelernt, die alltägliche Welt um uns herum unberücksichtigt zu lassen. Richtige Meditation ist eine Art Selbsthypnose. Sie kann durch fachmännische Anleitung gelernt werden und ist vor allem bei Ängsten, Schlaflosigkeit, Streß und psychischer Labilität erfolgreich. Sinnvollerweise sollte sie als Bestandteil anderer Therapien, beispielsweise in Kombination mit dem Autogenen Training, angewandt werden.

Progressive Entspannung nach Jacobson

Diese Technik ist ein Klassiker unter den Entspannungstechniken. Sie baut die Folgen übermäßigen Stresses ab und ist deshalb nützlich bei allen körperlichen und psychosomatischen Beschwerden, aber auch nach Trauer und bei Schlaflosigkeit. Das Übungsprogramm beginnt mit gezielter

Muskelanspannung, um die darauf folgende Entspannung bewußt erlebbar zu machen. Neben der Entspannung wird auch eine verbesserte Atemtechnik gelehrt. Die progressive Entspannung nach Jacobson ist relativ einfach zu lernen. Der positive Effekt tritt allerdings auch hier erst ein, wenn die Methode zu Hause konsequent angewandt wird. Die meisten Volkshochschulen und einige Krankenkassen bieten Kurse an.

Silva-Mindcontrol (»Gedankenkontrolle«)

Diese Art der Eigenhypnose verwendet Elemente aus der Meditation und des Autogenen Trainings. Das Training befähigt den Anwender, sich in einen geistigen Zustand zu begeben, der am ehesten als Zwischenstadium zwischen Wachsein und Schlaf beschrieben werden kann. Dieser Zustand wirkt sehr entspannend und vermittelt die Möglichkeit, persönliche Probleme in dieser Ruhe und Entspannung zu überdenken. Die Methode ist wirksam zur Behandlung bei unbestimmten Ängsten, Schlaflosigkeit und Streß. Sie kann in mehrtägigen Veranstaltungen gelernt werden und sollte ebenfalls regelmäßig angewandt werden.

T'ai-chi

Die bei uns auch als »Schattenboxen« bekannten fernöstlichen und in China als »Volkssport« betriebenen Bewegungsübungen vereinigen Atmung und Bewegung in einem strengen Ritual. T'ai-chi wirkt in dieser Anwendungsweise entspannend und fördert die Körperkondition und -koordination. So wirkt sie unspezifisch stabilisierend bei Nervosität und psychischen Problemen.

Yoga

Neben dem Autogenen Training ist Yoga in unserer Kultur diejenige Körper- und Bewegungslehre, die am weitesten verbreitet ist. Sie umfaßt körperliche Selbsterziehung, Konzentrationslehre, Sport, Atmung und Entspannung, eine Reihe von Körperübungen und Meditation für Geist und Körper. Yoga stammt aus dem Indischen und ist schon vor Jahrtausenden dort ausgeübt worden. Den Westen eroberte sich diese »Methode« erst seit den 50er Jahren. Es gibt sehr viele Arten von Yoga, die Variationen hängen von der jeweiligen Ausbildung des Yogalehrers ab. Diese Ausbildung ist allerdings nicht geregelt, so daß man, wie bei jeder anderen Körpertherapie auch, Yogalehrern mit unterschiedlicher Motivationskraft und Ausstrahlung begegnet. Auch hängt vom Lehrer ab, in wieweit fernöstliche Philosophien und religiöse Lehren in die Übungen miteinfließen, bzw. in wie weit andere Lebensbereiche wie Ernährung und Partnerschaft berührt werden. Eine verantwortungsvolle Lehrkraft wird die Anpassung dieser fremden fernöstlichen Einflüsse an unsere Kultur ohne Zwänge für die Ausübenden durchführen können. Dann ist Yoga als weitere hervorragende Körpertherapie gerade für Tinnituspatienten zu empfehlen.

Empfehlungen zur Entspannung und zum Streßabbau

Streß ist ein natürlicher Teil unseres Lebens. Streß ist etwas, das wir alle erfahren haben und das wir erfahren müssen, genauso wie wir Traurigkeit und Glück erfahren, manchmal Traurigkeit erfahren *müssen,* um zu wissen, was Glücklichsein bedeutet! Die meisten Tinnituspatienten berichten, daß ihr Tinnitus schlimmer wird, wenn sie müde sind oder besorgt, wenn sie also im Streß sind.

Das Leben ist ein Abenteuer mit Höhen und Tiefen, Dinge sind nicht immer nur gut oder immer nur schlecht, sondern eine Mischung aus beidem. Unser Leben ist ein ständiger Anpassungsprozeß. In dem Moment, in dem es uns nicht gelingt, uns den Lebensumständen und Situationen anzupassen und ein Gleichgewicht zwischen Ruhe und Anstrengung im geistigen und körperlichen Bereich herzustellen, kann dies zu emotionalem und körperlichem Streß, Unglücklichsein und sogar Krankheit führen. Aus solchen Situationen heraus kann auch Tinnitus entstehen. Streß kann nicht immer vermieden werden, aber er kann erkannt und kontrolliert werden, bevor der Streß uns kontrolliert. Um dies zu erkennen, ist es notwendig, unsere Lebensumstände immer wieder zu betrachten und zu analysieren. Streß betrifft unmittelbar vier Bereiche unseres Lebens und äußert sich in Symptomen auf verschiedenen Ebenen.

Geistige Ebene

Streßsymptome auf geistiger Ebene sind Konzentrationsverlust, Verlust der Selbstzufriedenheit, Gedächtnisstörungen, Verlust an perspektivischem Denken, Entscheidungsprobleme, Müdigkeit, Schwierigkeiten im rationalen Denken.

Gefühlsebene

Auf der Gefühlsebene weisen Gereiztheit, Aggressivität, Ängste, Panikattacken, Zynismus, Fatalismus, Depression, Unfreundlichkeit, Hoffnungslosigkeit, unsachliche Schuldgefühle, Traurigkeit auf zu hohen Streß hin.

Körperliche Ebene

Verstärkte Muskelspannung, Schwindel, kalte Extremitäten mit Kaltschweißigkeit, trockener Mund, Unruhe, Kloßgefühl im Hals und Tinnitus (»Ich kann das nicht mehr hören«) sind körperliche Symptome.

Lebensstil

Vermehrtes Rauchen und Trinken, gesteigerte oder verminderte Nahrungsaufnahme, verlängerter oder verminderter Schlaf, Nägelkauen, körperliche Vernachlässigung und mangelnde Hygiene, aggressives Autofahren, Überarbeitung und Arbeitssucht verraten den Gestreßten.

Körpertherapien helfen, Spannungen aus diesen Bereichen abzubauen. Nützlich sind einfache Tips, die man täglich bewußt umsetzen kann.

Hierzu können gehören:

- Langsameres Gehen, Sprechen und Essen,
- die Uhr zu Hause lassen,
- bewußtes und langsameres Autofahren,
- bewußtes Musikhören,
- alte, positive Erinnerungen wachrufen,
- einen guten Freund besuchen,
- mehr lächeln,
- freundlicher sein,
- Kontrolle über ärgerliche Umstände bewahren,
- seinem Partner und den Kindern mehr Gefühle mitteilen,
- Gegenstände bewußt wahrnehmen (Bäume, Blumen),
- sich bestimmte Momente zurückziehen,
- ein Museum oder eine Galerie besuchen,
- eine schlechte Gewohnheit erkennen und beseitigen,
- ein kleines Geschenk für jemanden kaufen, den man gerne hat.

Verschiedene Leute werden verschiedene Wege zur Entspannung finden, die ihrem Lebensstil entsprechen. Entspannung und Meditation sind nicht gleichbedeutend mit Nichtstun. Dies wäre die falsche Einstellung. Es bedeutet, durch aktive Arbeit zu lernen, den Körper und den Geist zu entspannen. Erst mit der notwendigen Geduld und Übung wird es möglich sein, auch in Streßsituationen körperliche und geistige Spannungen wirksam abzubauen. Die Erwartung, man könne eine Entspannungstechnik ohne aktives Lernen erwerben, wird nicht zum Ziel führen.

Die folgende kleine Übung soll ein kleiner Vorgeschmack sein für das Lernen und Ausführen weiterer Entspannungstechniken. Solche Übungen und Gedanken können gerade im Alltag helfen, Spannungen abzubauen. Oft spiegeln die verspannten Muskeln unsere innere Anspannung und Ängste wider. Wir entwickeln dabei Gewohnheiten und Haltungen, die für den Körper anstrengend und ermüdend sind. Im Sitzen äußert sich dies in hochgezogenen Schultern, überkreuzten Beinen und Armen. Eine entspannende Haltung, auch im Sitzen, kann unterstützt werden durch folgende Übung:

Entspannungsübung

Setze Dich auf einen Stuhl mit Lehne, der eine aufrechte, aber entspannte Haltung ermöglicht. Sorge für eine angenehme, nicht zu enge Kleidung. Der Bauchraum sollte weich und entspannt sein und sich mit dem Atemrhythmus bewegen. Lasse die Hände entspannt auf den Oberschenkeln aufliegen und lasse die Schultern los. Spüre den Raum zwischen den Ohren und den Schultern größer werden, fühle, wie der Nakken länger wird und der Kopf sich streckt. Er ist ausbalanciert und fühlt sich leicht an. Die Stirnfalten entspannen sich, die Zunge liegt lose am Mundboden. Die Lippen liegen ohne Spannung aufeinander. Die Zähne sind nicht aufeinandergepreßt.
Spüre den Atem fließen und lasse die Gedanken kommen und gehen.

Alternative Medizin bei Tinnitus

Mit dem Begriff »alternative Heilverfahren« werden diejenigen Therapieformen beschrieben, die nicht mit den wissenschaftlich untersuchten Methoden der westlichen Schulmedizin arbeiten. Manche Therapien, wie z.B. die Akupunktur, haben aufgrund ihrer breiten, langjährigen Anwendung und den damit verbundenen Erfahrungen schon ihren festen Platz in unserer Medizin bekommen. Sie wirken »alternativ«, da ihre Wirkung mit anerkannten Theorien nicht erklärt werden kann. Allgemein wird die Selbstheilung des Körpers angeregt, statt die Heilung durch Medikamente oder Operationen zu »erzwingen«. Als »Außenseitermethoden« werden solche Therapien bezeichnet, bei denen die Anwendung weder in breiter Form stattfindet noch einer wissenschaftlichen Untersuchung unterzogen wird.

Die angebotenen Ergebnisse der verschiedenen Methoden sind kritisch zu sehen und richtig einzuordnen: Die »Besserung« eines Tinnitus darf nicht nur auf das Symptom Tinnitus bezogen werden, sondern muß auch berücksichtigen, ob das Leben mit dem Ohrgeräusch positiv beeinflußt wurde. Bei der Therapie des akuten Tinnitus muß jeder »Erfolg« dahingehend hinterfragt werden, ob es sich nicht um eine Spontanheilung handelte oder ob im Sinne des Retrainings bereits kompensatorische, zentrale Prozesse eingesetzt haben. In der Behandlung des chronischen Tinnitus darf der Erfolg nicht mit einem »besser« oder »schlechter« gemessen werden, sondern ausschließlich mit einem psychosomatischen Meßinstrument, am besten mit den Tinnitusfragebogen nach Goebel und Hiller. Ein Teil der alternativen Therapien wird von der Schulmedizin abgelehnt, meist deswegen, weil diese Therapien von falschen Voraussetzungen ausgehen, gesicherte Erkenntnisse über die Funktion gesunder und kranker Organe nicht berücksichtigen oder mit exakter Methodik gewonnene Ergebnisse falsch bzw. einseitig interpretieren. Ein Vorwurf betrifft häufig das fehlende Bemühen um eine Beweisführung. Die Vertreter alternativer Behandlungsmethoden berufen sich auf langjährige Erfahrungen oder Schilderungen von Einzelbeobachtungen. Ergebnisse exakter vergleichender Therapiestudien, die diese Erfahrungen untermauern, werden selten vorgelegt. Den Beweis für den Wert eines therapeutischen Verfahrens muß immer der liefern, der es empfiehlt. Vertreter von »Außenseitermethoden« werfen oft den Kritikern vor, eine Idee abzulehnen, ohne sie überprüft zu haben. Damit versuchen sie, die ihnen zufallende Beweispflicht ihren Kritikern aufzubürden.

Ein chronisches Ohrgeräusch kann auch mit alternativen und Außenseitermethoden nicht beseitigt werden, deshalb müssen gerade Außenseitermethoden in der Behandlung chronischer Ohrgeräusche kritisch überprüft werden. Leider läßt sich beobachten, wie die Therapieangebote für chronischen Tinnitus, wie bei anderen chronischen Krankheiten auch, ausufern und offensichtlich hauptsächlich auf den wirtschaftlichen Gewinn des Therapeuten ausgerichtet sind. Der Patient greift nach jedem Strohhalm und ist oft nicht kritisch genug.

Die Bewertung der verschiedenen Methoden überzeugt am ehesten durch Befragen der Patienten, bei denen eine Außenseitermethode angewandt wurde. Dies ist eine der sinnvollen Aspekte der Selbsthilfeorganisationen und -gruppen. Jede Therapie, auch die der Schulmedizin, enthält einen Plazeboeffekt, der durch das Charisma des Arztes, die Art seiner Zuwendung und seiner positiven Ausstrahlung einen unschätzbaren Wert für die Bewältigung chronischer Krankheiten wie des chronischen Ohrgeräusches haben kann. So kann den alternativen Heilmethoden unter diesem Gesichtspunkt durchaus eine positive Wirkung zugesprochen werden. Das zweite Element der therapeutischen Wirksamkeit mancher Methoden beruht auf einer ausgesprochen suggestiven Wirkung, die gerade in Bezug auf die Bewältigung und Kompensation eines Ohrgeräusches sehr positiv sein kann (hierunter fällt z. B. die Hypnose). Eine andere Wirkungsweise ist die positive Beeinflussung der Körperenergien und der Selbstheilungskräfte. Alle die genannten Wirkprinzipien sind erfreuliche und anerkennenswerte Ziele. Solche Therapieformen müssen dann konsequenterweise nicht als alternativ, sondern als komplementär (ergänzend) zu schulmedizinischen und psychologischen Behandlungsmaßnahmen gesehen und angewandt werden.

Eine angebotene Therapieform muß kritisch gesehen werden, wenn sie als »monomane« (in etwa: einzig wahre) Heilmethode angewandt wird, eine starke und dauerhafte Abhängigkeit des Patienten vom Therapeuten schafft, eine Beseitigung des Tinnitus verspricht, und/oder ganz offensichtlich dem größtmöglichen Gewinn eines Therapeuten dient. Im folgenden sollen diejenigen Therapieformen und deren von den Therapeuten angegebene Wirkprinzipien besprochen werden, die den Tinnituspatienten am häufigsten angeboten werden. Wenn möglich, wird auf einen sinnvollen Einsatz hingewiesen. Über die Erfahrung von Patienten über die einzelnen Therapien kann ggf. die Deutsche Tinnitus-Liga Auskunft geben.

Akupunktur

Die Akupunktur gehört zu den anerkannten Naturheilmethoden. Sie entwickelte sich aus fernöstlichen Philosophien bezüglich Krankheit und Gesundheit, die für den westlichen Menschen nicht leicht verständlich sind.

Die Erfolge einer Akupunkturbehandlung verschiedenster Krankheitsbilder werden immer häufiger wissenschaftlich untersucht. Die Akupunktur bei Tinnitus wurde an der Universitäts-HNO-Klinik Göteborg unter Prof. Axelsson erforscht. Die sehr exakt durchgeführten Studien zeigen, daß ein chronisches Ohrgeräusch durch die Akupunktur zwar nicht beseitigt werden kann, daß die Begleitsymptome wie Schlaflosigkeit, Konzentrationsstörungen und andere jedoch positiv beeinflußt werden, und daß das Geräusch auch gelindert werden kann. Die Anwendung hat also sicher beim chronischen Ohrgeräusch ihren Sinn.

Die Göteborger Schule befürwortet anfangs 2–3mal wöchentlich eine Behandlung, später eine Behandlung wöchentlich. Abgeraten wird von der Elektroakupunktur am Ohr, da sie unter kontrollierten Bedingungen die Ohrgeräusche teilweise verschlechtert hat. Therapeuten, die eine entsprechende Ausbildung haben, sollten auch Erfahrungen in der Tinnitusbehandlung vorweisen können.

Akupressur

Bei dieser Variante der Akupunktur werden die Akupunkturpunkte nicht mit der Nadel gestochen, sondern mit der Fingerkuppe massiert. Die Wirksamkeit dieser Therapie wird vielfach angezweifelt, klinische kontrollierte Studien liegen nicht vor. Die Vorteile der Akupressur wären, daß der Patient diese Therapie an sich selbst durchführen kann.

Aurikulotherapie (Ohrakupunktur)

Auch die Aurikulotherapie ist eine Akupunkturvariante, bei der ausschließlich am Ohr lokalisierte Punkte behandelt werden. Es werden nicht nur Nadeln verwendet, sondern auch Massage, Magnetstäbchen, elektrischer Strom und Laserlicht. Die Therapie beruft sich auf die Behandlung von Reflexzonen und Energiezonen am Ohr. Auch Diagnostik ist über die Ohrakupunkturpunkte möglich. Bei Tinnitus ist die Wirksamkeit zweifelhaft.

Ayurveda

Die »Gesundheitsphilosophie« des Ayurveda stammt aus Indien und ist unserem Kulturkreis sehr fremd. Bezüglich der Therapie erwartet der Ayurvedaarzt von seinem Patienten ein großes aktives Engagement und strikten Gehorsam bezüglich der Therapieanwendungen. Diese umfassen neben Fasten unter anderem auch verschiedene Ernährungsvorschriften, Yoga, Farb-, Atem-, Klang- und Musikelemente. Einige Elemente der ayurvedischen Medizin werden an Tinnituskliniken und von Heilpraktikern eingesetzt. Sich dieser Medizinrichtung vollständig zu unterwerfen ist in unserem Kulturkreis nicht zu empfehlen.

Bachblütentherapie

Die Bachblütentherapie ist in gewisser Hinsicht eine Form der Kräuterheilkunde, die allerdings in der Nähe zur Homöopathie angesiedelt ist. Die Wirkung und das Prinzip sind suggestiv und kaum mit einer spezifischen pflanzlichen Wirkung vergleichbar. EDWARD BACH (1880–1936) entdeckte die Heilkraft gewisser Blumen. Er bereitete den Tau der Blumen auf als Heilmittel (Remedium).

Die Wirkung der Heilmittel beruht darauf, eine gestörte Harmonie zwischen der Persönlichkeit und dem Gemütszustand wiederherzustellen. Deshalb richtet sich die Bachblütentherapie vor allem auf die Heilung emotionaler und psychischer Störungen. Diese Therapie ist völlig unschädlich. Ein positiver Effekt in der Behandlung chronischer Ohrgeräusche beruht auf der Plazebowirkung und der charismatischen Beeinflussung durch den Therapeuten. Unter diesem Gesichtspunkt kann sich die Bachblütentherapie bei Patienten, die in dieser Richtung empfänglich sind, positiv auf die Kompensation von Ohrgeräuschen auswirken.

Elektrotherapie des Ohres

Da die Innenohrprozesse mehr oder weniger auf elektrophysiologischen Vorgängen beruhen, liegt die Möglichkeit nahe, diese Vorgänge durch elektrischen Strom therapeutisch zu beeinflussen. Aus dieser Überlegung heraus sind derzeit einige Studien im Gange, die sich mit der Elektrostimulation des Ohres befassen. In Deutschland wurde eine Zeitlang die sogenannte Iontophorese propagiert, bei der durch Anwendung von Gleichstrom in Verbindung mit Lidocain im Gehörgang das Ohrgeräusch positiv beeinflußt werden sollte. Leider haben die Behandlungsergebnisse nicht das gezeigt, was erhofft wurde. Da zudem der apparative Aufwand hoch ist, wird diese Art der elektrischen Stimulation heute nicht mehr empfohlen.

Experimentelle Studien beschäftigen sich mit implantierten (eingepflanzten) Elektroden, die möglichst nahe am Innenohr plaziert werden. Diese Studien laufen derzeit in Japan und England. Über einen therapeutischen Nutzen und damit über eine breitere Anwendung kann noch nicht entschieden werden.

Homöopathie

Eine anerkannte alternative Heilmethode ist die Homöopathie. In der Homöopathie soll im weitesten Sinne eine Heilung nicht durch ein Medikament »aufgezwungen« werden, sondern das gegebene Arzneimittel soll die Heilkraft des Körpers erhöhen. Das homöopathische Medikament dient als Informationsträger; die enthaltene Substanz ist aufgrund einer hohen Verdünnung chemisch oft nicht mehr nachweisbar.

Auch die homoöpathische Behandlung wird immer häufiger einer wissenschaftlichen Beurteilung unterzogen. Ihre Anwendung setzt jedoch sehr viel Erfahrung voraus.

Im Mittelpunkt des diagnostischen Interesses steht nicht die Krankheit, sondern der Mensch. Im diagnostischen Gespräch versucht der Homöopath, nicht nur die Krankengeschichte zu klären, sondern so genau wie möglich Informationen über die Lebensweise, die sozialen Umstände, die Konstitution und ganz besonders auch über die psychische Verfassung zu sammeln. Leider gibt es nur wenige Ärzte, die über eine fundierte Erfahrung in der Schulmedizin und gleichzeitig in der Homöopathie verfügen. Ein solcher Arzt wäre der beste Ansprechpartner.

Ein Konflikt kann für den Patienten dadurch entstehen, daß die Homöopathie die gleichzeitige Anwendung bestimmter schulmedizinischer Maßnahmen und Medikamente verbietet. Dies führt zu einem entweder/oder-Gefühl, das unglücklicherweise auch von einigen Ärzten verstärkt wird. Eine solche Entwicklung ist ungünstig, da die Homöopathie gerade in der Behandlung der Begleitstörungen eines chronischen Tinnitus eine wertvolle Hilfe leistet. Es wäre sehr wünschenswert, wenn Schulmediziner und Homöopathen im Sinne des Patienten miteinander und nicht gegeneinander arbeiten würden. Die homöopathische Behandlung als alleinige Therapie zur Kompensation eines Ohrgeräusches ist abzulehnen. Je nach Komplexität und Begleitsymptomatik dürfen andere Therapiemaßnahmen wie psychologische Betreuung und Beratung, Körpertherapien und das Retraining nicht vernachlässigt werden.

Hypnotherapie

Die Anwendung der Hypnose bei psychischen Beschwerden gehört im Grundprinzip nicht zu den alternativen Heilmethoden. Die Hypnose darf nicht als Therapie an sich, sondern als Technik, als Hilfsmittel zu einer Therapie gesehen werden. Die Hypnotherapie hat ihren festen Stand in der Psychotherapie. Zur Tinnitusbehandlung wurde die Hypnotherapie bereits in einigen Kliniken eingeführt, ihr positiver Effekt ist gut untersucht. Im ambulanten Bereich ist die Zahl der Therapeuten, die die Hypnose auf das Krankheitsbild des Tinnitus anwenden, noch gering. Dies liegt zum Teil auch hier am Mißverständnis, diese Behandlung solle das Ohrgeräusch wegbringen.

Die Hypnose kann bewirken daß die Patienten ihr Ohrgeräusch als nicht mehr so störend empfinden. Beispielsweise kann das Ohrgeräusch durch Hypnose mit angenehmen Vorstellungen verknüpft werden. Die eher unspezifische, mit der Hypnose immer verbundene Entspannung löst Ängste. Durch eine verantwortungsvoll durchgeführte Anwendung bekommt der Patient eine Kontrolle über die negativen Attribute des Tinnitus und damit Freiräume für positive Gedanken und Maßnahmen.

Die Fähigkeit zur Hypnose hängt nicht ab von Begabung oder von übersinnlichen Kräften, sondern sie ist eine Technik, die man erlernen kann. Die weitverbreiteten Ängste einer unkontrollierten Manipulierbarkeit sind unbegründet. Der Patient darf grundsätzlich davon ausgehen, daß während der Sitzungen nichts geschieht, mit dem er nicht einverstanden wäre! Wie funktioniert eine Hypnotherapie? Die Fähigkeiten des Therapeuten versetzen den Patienten in eine Art Schwebezustand zwischen Wachen und Schlafen. Wissenschaftlich wurde bewiesen, daß ein besonderer Zustand der Gehirnaktivität eintritt: teilweise schläft das Bewußtsein, aber das Unterbewußtsein ist erwacht. In diesem Zustand stellt der Hypnotiseur dem Patienten Fragen. Aus den Antworten können unter Umständen die Ursachen für vorliegende Beschwerden erkannt werden. Danach spricht der Therapeut zum Patienten und bringt Anregungen und Vorschläge ein. Durch den Zustand des Patienten kann dabei das Bewußtsein übergangen werden, und die Vorschläge dringen im Idealfall tief ins Unterbewußtsein ein. Damit kann der Therapeut dem Patienten eigene Möglichkeiten, Talente, positive Ressourcen und Begabungen bewußt machen. Sehr sinnvoll ist es, ein individuelles Behandlungsprotokoll anzufertigen, zum Beispiel mit Hilfe von Kassetten, damit der Patient die Hypnose zu Hause als Autosuggestion fortsetzen kann.

Trotz der Ungefährlichkeit der Behandlung kommt dem Therapeuten eine große Verantwortung zu. Zu häufige Sitzungen bergen die Gefahr, daß die Schwelle gegenüber Fremdsuggestion generell herabgesetzt wird und man z. B. Versprechen aus der Werbung unkritischer als sonst beurteilt. Aus diesem Grunde sollte die Hypnosebehandlung ausschließlich Ärzten und Psychotherapeuten überlassen werden, die im Rahmen einer speziellen Ausbildung die Technik gelernt haben.

▶ Adressen im Anhang (S. 178)

Kinesiologie

Die Kinesiologie wird zu den manuellen Heilmethoden gerechnet. Sie ist oft Bestandteil der Osteopathie (S. 133) und inzwischen verbreitet unter Krankengymnasten, auch Masseuren und Heilpraktikern. Auch einige Ärzte arbeiten kinesiologisch. Grundlage der Kinesiologie ist die Idee, daß sich Funktionsstörungen in einer Schwäche bestimmter Muskeln oder Muskelgruppen äußern. Diese Muskeln erhalten dadurch zu wenig Energie (»Energieblockade«). Verschiedene Punkte im sogenannten lymphatischen, neurovaskulären- oder Meridiansystem können nun angeregt werden, um wieder das Fließen der Energie zu ermöglichen. Damit wird der Muskel oder das Organ wieder versorgt. Es können auch emotionale Blockaden durch den Therapeuten erfragt werden, um sie anschließend positiv zu verarbeiten. Die Kinesiologie ist damit auch eine diagnostische Methode, bei der der Therapeut den Körper daraufhin untersucht, ob energetisch schwache Muskeln vorhanden sind. Aus der Zuordnung der Muskeln zu Organen, aber auch zu psychischen Veränderungen leitet die Kinesiologie diagnostische Aussagen ab, die auch für andere Therapien von Bedeutung sein können.

Laser-Ginkgotherapie

Ginkgo, ein pflanzliches Präparat, das möglicherweise die Nervenzellaktivität unterstützt, wird bei dieser Methode mit der Anwendung bestimmter Laserstrahlen kombiniert. Diese Therapie wurde als spezifische Tinnitusbehandlungsmethode eingeführt, wissenschaftliche Untersuchungen an der Universitäts-HNO-Klinik Köln konnten aber eine Wirksamkeit nicht bestätigen.

Neuraltherapie

Der deutsche Arzt Ferdinand Huneke entwickelte in den zwanziger Jahren dieses Jahrhunderts die Neuraltherapie in ihrer heutigen Form. Grundlage der Methode ist die Annahme, daß verschiedene Störfelder oder Irritationszonen chronische Krankheiten unterhalten können. Ausgenutzt wird die Tatsache, daß innere Organe mit der Haut in funktionellem Zusammenhang stehen.

Die Therapie besteht darin, diese Störfelder über die entsprechenden Hautsegmente zu behandeln und von dort ausgehende, krankmachende elektrische Impulse zu beseitigen. Dies wird mit Injektionen von Procain oder anderen lokal wirkenden Betäubungsmitteln (Anästhetika) durchgeführt. Die Anwendung anderer Anästhetika ist eine Variante der ursprünglichen Huneke-Therapie. Sie ist jedoch begründet, weil Procain ein nicht unerhebliches Allergierisiko in sich trägt.

Stand ein Symptom tatsächlich mit einem Störfeld in Verbindung, dann verschwindet es charakteristischerweise sofort. Auch lokale, nicht durch ein Störfeld unterhaltene Störungen, z. B. Muskelverspannungen, können neuraltherapeutisch gut behandelt werden. In bezug auf Ohrgeräusche eignet sich die Neuraltherapie daher besonders bei Störungen an der Halswirbelsäule und dem Kiefergelenk. Es ist zweckmäßig, die Neuraltherapie bereits in der Akutphase des Tinnitus anzuwenden.

Osteopathie und Chirotherapie

Die Osteopathie wurde um die Jahrhundertwende in den USA begründet, ebenso wie die Chirotherapie. Beide Schulen beschäftigten sich mit der manuellen Therapie am Körper. Durch Chirotherapie werden vornehmlich Gelenkblockierungen gelöst, in der Osteopathie werden noch mehr auch Bänder, Muskeln und Bindegewebe sowie Eingeweide und Körperflüssigkeiten in die Behandlung einbezogen.

In den USA kann man die Ausbildung zum »Doctor of Osteopathie« oder zum »Doctor of Chiropractice« absolvieren. Im deutschsprachigen Raum hat sich heute mehr die Chiropraktik durchgesetzt und in die Schulmedizin integriert, aber in letzter Zeit nimmt im deutschsprachigen Raum auch das Interesse der Ärzte und Physiotherapeuten an der osteopathischen Ausbildung zu.

Diagnostik und Therapie werden rein manuell durchgeführt. Die Ausbildung in beiden Verfahren ist sehr intensiv und dauert lange. Ebenso ist die Behandlungsdauer aufgrund der Komplexität wesentlich länger als eine »normale« krankengymnastische oder manualorthopädische Behandlung. Osteopathie und Chirotherapie können in Einzelfällen überraschende Behandlungserfolge beim akuten Ohrgeräusch erzielen. Auch beim chronischen Ohrgeräusch kann die Osteopathie, teils auch die Chirotherapie, in vielen Fällen lindernd helfen. Hierzu trägt auch der intensive Kontakt zwischen Therapeut und Patient bei. Die Osteopathie ist von den Krankenkassen nicht anerkannt und nur nach Einzelentscheidungen erstattungsfähig. Hier sind die Anhänger der Therapiemethode aufgefordert, Qualitätsstandards aufzustellen und die Therapieerfolge zu dokumentieren. Chirotherapie durch ausgebildete Therapeuten ist erstattungsfähig.

Kraniosakrale Technik

Die Kraniosakral-Therapie ist eine besondere Technik der Osteopathie, die wegen ihrer großen Bedeutung für die HNO-Heilkunde gesondert besprochen werden soll. Die kraniosakrale Technik beschäftigt sich mit dem manuellen Diagnostizieren und Behandeln von Störungen der Beweglichkeit der Achse, die beim Schädelknochen beginnt, über die Wirbelsäule verläuft und am Kreuzbein endet. Sie beruht darauf, daß diese Knochen durch den Strom der Gehirn- und Rückenmarksflüssigkeit (Liquor) stetigen, geringen Bewegungen ausgesetzt sind, den sogenannten Pulsationen.

Diese Pulsationen sind tastbar, und die Vorstellungen der Kraniosakraltherapeuten über die zirkulatorischen Zusammenhänge der Liquorsysteme stimmen überraschend gut mit den entsprechenden Vorstellungen der Schulmedizin überein. Finden diese Pulsationen nicht oder in pathologischem Umfang statt, so ist der Therapeut in der Lage, die Beweglichkeit der Schädelknochen durch sanfte Manipulationen wiederherzustellen. Solche Störungen finden sich nach allen Schädel-Hirntraumen, aber auch bei Ménièrekranken und bei chronischen Entzündungen der Siebbeinregion, einer besonderen Region der Nasennebenhöhlen.

Leider wurden weltweit erst sehr wenige Erfahrungen von HNO-Spezialisten gesammelt, die in der Lage sind, diese Therapie auf ihrem Gebiet mit zu beurteilen. Es ist möglich, daß diese Therapietechnik in ein paar Jahren eine große Bedeutung erlangen wird. Therapeuten mit abgeschlossener Ausbildung und auch einer fundierten Erfahrung in der Osteopathie und der kraniosakralen Technik sind noch rar. Sie sind am ehesten unter Orthopäden, Krankengymnasten und gelegentlich Masseuren zu finden.

Paranormale Heilkunde

Ob sich ein Tinnituspatient einem Heiler, Gesundbeter, Pendler, Magnetiseur etc. überlassen soll, ist sehr zweifelhaft. Es ist zwar nicht ausgeschlossen, daß solche stark suggestiven und charismatischen Therapien einen positiven Einfluß auf die Akzeptanz eines Ohrgeräusches haben können. Das Einlassen auf solche außernormalen Gedankengänge birgt jedoch die Gefahr in sich, daß labile Menschen in immer größere Ängste bezüglich außernormalen Kräften, okkulten und esoterischen Dingen geraten. Auch aus diesen Gründen sind solche »Therapien« abzulehnen.

Fußreflexzonenmassage

Diese Therapie geht davon aus, daß alle Organe Verbindungen zu bestimmten Zonen der Fußsohlen haben. Das sehr alte therapeutische System hat in China und Indien seinen Ursprung und ist vermutlich genauso alt wie die Akupunktur. Auch die moderne Wissenschaft, insbesondere die Neuroanatomie und Neurophysiologie, verlassen heute die Ansicht, daß zwischen den Organen und dem Gehirn starre Nervenverbindungen existieren. Vielmehr müssen wir heute annehmen, daß unser Nerven- und Organsystem funktioniert wie ein Telefonsystem. Das heißt, daß Querverbindungen aller möglichen Nervenstrukturen und Organe untereinander denkbar sind. Aufgrund dieser neurophysiologischen Zusammenhänge ergeben sich die Therapieerfolge, die allerdings häufiger in der Behandlung von Funktionsstörungen der inneren Organe zu finden sind als in Bezug auf Ohrgeräusche. Bei der Therapie werden die Fußsohlen mit dem Daumen massiert, insbesondere diejenigen Stellen, in denen das erkrankte Organ repräsentiert ist. Die Massage kann sich auch bis über das Bein ausdehnen. Die Reflexzonenmassage wird vor allem als begleitende und unterstützende Therapie angewandt. Die Behandlung ist schmerzlos und ungefährlich, sie wird hauptsächlich von Masseuren durchgeführt.

Shiatsu

Shiatsu ist eine Massageform, die aus fernöstlichen Einflüssen zu uns gekommen ist und wahrscheinlich so alt ist wie die Akupunktur. Die Therapie gilt als eine Art Selbsttherapie, sie ist jedoch nur nach einer gründlichen Ausbildung anwendbar. Zur Behandlung führt man eine leichte Massage bestimmter Punkte (Meridianpunkte) und auch der Akupunkturpunkte aus. Damit wird versucht, die gestörten Energieströme durch Stimulation wiederherzustellen. Es wird behauptet, daß eine sachkundig ausgeführte Shiatsu eine tiefe Wirkung habe. Wer sich gründlich ausbildet, kann sich auf verschiedene Art und Weise selbst massieren, sowohl zur Behandlung als auch zur Vorbeugung von Beschwerden. Darin liegt ein großer Vorteil dieser Methode. Der Tinnituspatient kann mit dieser Methode eine Streßimmunisierung herbeiführen, Schlafstörungen und verschiedenste andere Begleitsymptome selbst behandeln und sich damit das Leben erleichtern.

Klangtherapien

Etliche Klangtherapien haben ihren Stellenwert bei der Behandlung des chronischen Ohrensausens erhalten. Sie werden unter verschiedenen Gesichtspunkten durchgeführt, die in einzelnen Variationen zum Ausdruck kommen.

Entspannung und Meditation durch Musik und Klang

Musik und wohltuende Klänge können unsere Seele öffnen und sie zum Schwingen bringen. Meditative und beruhigende Musik können ein ausgeprägtes Entspannungsgefühl, ein Loslassen von Streß und innerer Spannung bewirken. Es gibt hierzu eine Vielfalt von Musikkassetten und CDs, die diesen Effekt unterstützen. Am weitesten verbreitet bei Tinnituspatienten sind die Aufnahmen des Psychologen A. Stein. Sie sind über die Tinnitus-Liga zu beziehen. Der Begründer dieser Methode verknüpft die wohltuenden Effekte der meditativen Musik mit Erkenntnissen aus dem Autogenen Training und der Selbsthypnosetechnik. Die dadurch erreichbare Tiefensuggestion kann eine hilfreiche Methode sein.

Die Manipulation von Musik mit Hilfe des eigenen Ohrgeräusches (»Tinnicur® 3000«)

Hierbei wird versucht, durch Wechselwirkungen zwischen dem Ohrgeräusch und einem normalen Hören sozusagen eine Glättung der zentralen Höraktivität und damit eine Beruhigung des Hörzentrums zu erreichen. Hierzu verwendet der Patient eine spezielle Apparatur, mit der er sein Ohrgeräusch nachempfinden und einstellen kann. Dieses Ohrgeräusch wird dann mit einem Musikstück kombiniert, das der Patient regelmäßig hört. Die Erfolge einer solchen Behandlung sind noch nicht wissenschaftlich kontrolliert und überprüft.

Die Klangtherapie nach Tomatis

Diese Therapie wird von den Anhängern der Methode in jüngster Zeit auch für die Tinnitusbehandlung propagiert. Es handelt sich im wesentlichen um ein Training, das das Hören im oberen Frequenzbereich schult und mit dem vor allen Dingen hochfrequente Ohrgeräusche reduziert werden sollen. Hierzu werden dem Patienten bei täglicher, mehrstündiger Anwendung Klangtherapiekassetten über Kopfhörer leise eingespielt, bei denen die hohen Frequenzen verstärkt werden. Diese Therapiemethode ist ebenfalls noch nicht überprüft. Adressen von Anwendern dieser Methode können bei der Tinnitus-Liga erfragt werden.

Schlaf und Tinnitus

Über Schlaflosigkeit klagen Patienten mit chronischen Ohrgeräuschen häufig. Zunächst einmal scheint es selbstverständlich zu sein, daß Patienten mit chronischem Ohrgeräusch aufgrund des ständigen Sausens im Ohr nicht einschlafen können. Dies muß jedoch differenzierter betrachtet werden: es ist ein faszinierendes Phänomen unseres Hörsystems, daß monotone und wiederkehrende Geräusche wie der hörbare Zugverkehr, das Geräusch eines Kühlschranks im Zimmer, die Heizung nach einer Gewöhnungszeit nicht mehr wahrgenommen werden. Diese Gewöhnung tritt auch bei vielen Tinnituspatienten ein, so daß viele trotz ihres Ohrgeräusches gut schlafen können. Da die meisten Patienten empfinden, daß ihr Ohrgeräusch erst in Ruhe wahrnehmbar ist, hängt die Störfähigkeit durch den Tinnitus im wesentlichen davon ab, mit welcher Aufmerksamkeit der Patient auf den Tinnitus achtet. Das Phänomen, daß vor dem Fernseher, Radio, am Nachmittag oder im Büro ein wunderbares Nickerchen möglich ist, die Patienten jedoch bei Betreten des Schlafzimmers hellwach werden, trifft auch für andere Schlafstörungen zu. Die Schlafforscher nennen dies eine Konditionierung, das heißt, die Einstellung zum Schlaf ist negativ, und die Betroffenen reagieren mit Wachheit auf das Liegen im Bett. Die Folge ist ein Teufelskreis, denn der gequälte Mensch liegt im Bett und will unbedingt schlafen, was jedoch wiederum zu Streß und Wachsamkeit führt. Ähnlich kann der Tinnituspatient auf sein Ohrgeräusch konditioniert sein, so daß es ihm beim Liegen im Bett sofort bewußt wird. Je mehr das Ohrgeräusch dann mit negativen Gefühlen verbunden ist, desto eher wird diese Situation eine emotionale Unbehaglichkeit und schlafstörende Unruhe hervorrufen. Daraus resultiert die typische Einschlafstörung. Für diese Patienten gelten die klassischen Regeln eines Einschlafrituals, das heißt die Schlafenszeit sollte durch bestimmte Maßnahmen angebahnt werden, der Körper allgemein zur Ruhe kommen, und Störfaktoren sollten unterbunden werden.

Die Tinnitustherapeuten und Psychologen Eschler und Scharf (Tinnitus-Klinik Arolsen) stellen zur Klärung der Schlafstörung vier wesentliche Fragen:

Gibt es außer Tinnitus noch weitere schlafraubende Faktoren?

Darunter fallen schlafstörende Lebensweisen, beispielsweise die Arbeit bis in die Nacht hinein, spätes, überreichliches Essen, sportliche Betätigung in den späten Abendstunden, Sorgen, Lebenskonflikte, Überforderung im Beruf, überheiztes Zimmer, unregelmäßiger Schlafrhythmus und ähnliches.

Wie war der Schlaf, bevor Tinnitus auftrat?

Dabei stellt sich oft heraus, daß bereits vor Eintritt des Ohrgeräusches der Schlaf oder der Schlafrhythmus zeitweise gestört waren. Dem Tinnitus fällt dabei oft nur die Rolle des auslösenden »letzten« Faktors zu, der das Faß der Schlafstörungen zum Überlaufen bringt. In diesen Fällen gelingt es, den Patienten davon zu überzeugen, daß der Tinnitus nicht die alleinige Ursache der Schlafstörung ist. Bereits diese Erkenntnis trägt dazu bei, dem Tinnitus weniger Bedeutung beizumessen, ein wichtiger Therapieschritt, um den Teufelskreis zu durchbrechen.

Was hat sich auf den Tinnitus gepfropft?

Diese wichtige Frage beschäftigt sich mit den Begleitstörungen, die durch den Tinnitus ausgelöst wurden. Sie können im beruflichen, sozialen und emotionalen Bereich des Patienten liegen. Sind diese Begleitstörungen einmal formuliert und aufgedeckt, dann können gezielte therapeutische Maßnahmen wie Beratung, Entspannungstraining und andere eingeleitet werden.

Tinnitus – Sündenbock für alle anderen Probleme?

Wenn ein Konflikt besteht oder der Patient unzufrieden ist, wird ein eintretender Tinnitus gerne für die sich ergebende Gesamtsituation mit allen Beschwerden und Problemen verantwortlich gemacht. Hier wird hinterfragt, ob nicht der Tinnitus gegenüber anderen Problemen in den Vordergrund gerückt wird. Können die ursprünglichen Konflikte gelöst werden, wird der Patient vom Tinnitus abgelenkt, wodurch seine Bedeutung für das weitere Lebensglück schwindet.

Durch diese Fragen wird klar, daß bei Tinnitusbetroffenen mit Schlafstörungen die Gesamtsituation sehr detailliert betrachtet werden muß, um die schlafstörenden Faktoren exakt herauszufiltern

Aus der Analyse resultieren oft Ratschläge für Maßnahmen zur Behandlung von Begleitstörungen oder bestimmte Therapievorschläge. In vielen Fällen ist aber eine Beratung mit Empfehlungen für einen gesunden Schlaf ausreichend. Der Patient erkennt daraus häufig Handlungsweisen, die er in seinen Alltag einbringen kann.

Zu den fördernden Maßnahmen gehören vor allem folgende Punkte:

1. Zwischen der Hektik des Tagesablaufes und dem Zubettgehen sollten Geist und Körper zur Ruhe kommen, durch Maßnahmen wie ein abendlicher Spaziergang, Entspannungsübungen, Lesen (leichte Literatur), das Hören entspannender Musik.
2. Ein wohltuendes Getränk (ohne Alkohol), z. B. im Winter ein Glas Tee oder warme Milch, im Sommer durchaus auch ein kühles Getränk.
3. Abends nur leichte Kost zu sich nehmen und Schwerverdauliches meiden. Nicht zu spät essen.
4. Der Zeitpunkt des Zubettgehens und des Aufstehens sollte möglichst während des ganzen Wochenverlaufes der gleiche sein, auch am Wochenende.
5. Positiv wirken auch Maßnahmen aus der physikalischen Medizin wie warme Vollbäder (nicht zu heiß und nicht zu lange), insbesondere wenn sie mit beruhigenden Kräutern wie Melisse, Baldrian, Heublumen oder Lindenblüten durchgeführt werden, ansteigende Fußbäder, feuchtkalte Wickel, aber auch Trockenbürsten.

Schlafstörende Faktoren sind:

1. Alkohol: Er stört die normalen Schlafphasen, auch bei denjenigen, die scheinbar durch Alkohol gut einschlafen können. Die Gefahr der Abhängigkeit von Alkohol steigt, wenn Alkohol als Schlafmittel benützt wird.
2. Sportliche Tätigkeit vor dem Schlafengehen; zwischen Sport und Schlafengehen sollten mindestens 4 Stunden liegen.
3. Große und zu schwere Mahlzeiten am Abend,
4. Schlaf*fördernde* Medikamente: sie verhindern, daß der Körper seinen eigenen individuellen Schlafrhythmus wiederfindet. Sie sollten nur in akuten Krisen genommen werden (z. B. Todesfall, erkennbare Konfliktsituationen). Schlafmittel stören auf Dauer die geistige Vitalität auch am Tage, sie führen zu Abstumpfung und zur Sucht.

Steht tatsächlich der Tinnitus beim Schlafengehen sehr im Vordergrund, kann der Patient zusätzlich akustische Hilfen anwenden, um das Ohrgeräusch in die Nacht zu verbannen. Hierzu zählen z. B. das Einschlafen mit leiser Musik, das Aufstellen eines Springbrunnens im Schlafzimmer, das Aufstellen eines laut tickenden Weckers, ggf. das Benutzen des Geräuschgerätes der Retrainingtherapie.

Die Industrie bietet auch akustische Einschlafhilfen an. Geräusche, z. B. ein Rauschen oder auch Musik, werden in einen im Ohr getragenen Lautsprecher übertragen (z. B. Viennatone, Starkey). Durch dieses technische Hilfsmittel wird die Umgebung nicht gestört.

Die richtige Schlafumgebung (Schlafhygiene)

Eine ruhige Schlafumgebung ist Voraussetzung für einen gesunden Schlaf. Das Schlafzimmer sollte der ruhigste Raum im Haus sein. Die Einstellung der Raumtemperatur ist individuell verschieden. Schlafforscher betonen, daß die Raumtemperatur für einen gesunden Schlaf nicht unter 16 °C liegen sollte. Dem individuellen Wärmebedürfnis muß aber Rechnung getragen werden; vor allem ältere Menschen dürfen auch bei höherer Raumtemperatur schlafen. Sowohl ein zu kaltes als auch ein zu warmes Bettklima können den Schlaf stören: durch Auskühlen, wenn man sich beim Lagewechsel aufdeckt, aber auch durch Schwitzen, wenn die Raumtemperatur zu hoch oder die Decke zu warm ist. Die Frage nach dem Schlaf bei offenem Fenster muß im Einzelfall gelöst werden und ist eine Sache des eigenen Empfindens. Niemals sollte man während der Nacht in Zugluft oder in der Kälte zu nahe dem Fenster liegen. Dabei spielt schließlich auch eine Rolle, ob das Haus in ruhiger Umgebung steht.

Wichtig ist weiterhin die Matratze; aber auch hier können keine allgemein gültigen Empfehlungen gegeben werden. Die Frage der Ausführung (ob Federkern, Schaumstoff, Roßhaar, Latex u. a.) muß im Einzelfall geklärt werden und richtet sich häufig auch nach vorhandenen Allergien (z. B. Roßhaar-, Latexallergie) und der Empfindlichkeit gegenüber elektrostatischen und elektromagnetischen Störungen. In diesem Fall wären Federkernmatratzen zu vermeiden. Wichtiger als die eigentliche Ausführung ist die Härte der Matratze, worüber der Fachhandel gut berät. Außer dem Härtegrad ist die Verarbeitung der Matratze und ihrer Umhüllung das wichtigste Kriterium. Die Matratze muß die abgesonderte Feuchtigkeit aufnehmen, weitergeben und regulieren, sie muß gut zu trocknen sein. Bei der Auflage empfiehlt sich eine kühlende Sommer- bzw. wärmende Winterseite der Matratze. Allergiker müssen spezielle Materialien (in der Regel synthetische Stoffe) wählen. Das Bett darf nicht zu klein gewählt werden, um den Schlafbewegungen genügend Raum zu bieten.

Patienten fragen immer wieder, ob ein spezielles Halswirbelsäulenkissen notwendig sei. Die Antwort lautet, daß sich der Körper in der Regel selbst die Schlafposition sucht, die er braucht und die angenehm ist. Wenn im Verlauf der Nacht oder morgens keine Verspannungen im Nackenbereich zu spüren sind, so erübrigt sich die Frage nach einem speziellen Kissen. In Betracht kommt es dann, wenn die Halswirbelsäule (HWS) vorgeschädigt ist und/oder wenn man regelmäßig mit Kopfschmerzen, Verspannungen im Nackenbereich aufwacht. Der Orthopäde kann hier weitere Empfehlungen geben. Der Fachhandel bietet eine Reihe von Spezialkissen an, die die normale Krümmung der Wirbelsäule unterstützen und die HWS und den Kopf somit in einer entlastenden Position halten. Durch diese Spezialkissen wird jedoch die Beweglichkeit während der Nacht eingeschränkt.

Mit Tinnitus kombinierte Schlafstörungen

Schnarchen und Schlafapnoe

Schnarchen wird zur Krankheit, wenn der Schlafrhythmus gestört ist und wenn der Atem zeitweilig aussetzt (Apnoephasen), so daß während der Nacht die Sauerstoffkonzentration im Blut abfällt. Typischerweise sind die Patienten am Tage nicht ausgeschlafen und leiden an Konzentrationsstörungen, Leistungsabfall und schließlich auch Herz- und Lungenbeschwerden. Dagegen ist das Schnarchen ohne diese gefährlichen Nebenerscheinungen, abgesehen von der Lärmbelästigung der Umwelt, nicht gefährlich. Aus einem Gewohnheitsschnarchen (habituellem Schnarchen) kann sich jedoch ein Schnarchsyndrom entwickeln, das mit den gefährlichen Begleiterscheinungen verbunden ist.

Heute gelingen die Diagnostik und die Überwachung des Schlafes und des Schnarchens mit Hilfe von Geräten, die der Patient mit nach Hause nehmen kann. Dieses sogenannte Schlafscreening wird vom Internisten, den Lungenfachärzten und HNO-Ärzten mit der entsprechenden Ausbildung durchgeführt. Ergeben sich aus dieser ambulanten Untersuchung weiter auffällige Befunde, wird der Patient in ein Schlaflabor überwiesen, wo sein Schlaf- und Wachrhythmus und das Schnarchen einer genauen Analyse unterzogen werden. Immer gehört zur Diagnostik auch eine HNO-ärztliche Untersuchung. Die daraus erwachsenden Therapievorschläge sind mannigfaltig und richten sich nach den Befunden im Einzelfall. In manchen Fällen gelingt es durch einen operativen Eingriff, zu dem auch die Entnahme der Gaumenmandeln gehört, das Schnarchen hinsichtlich der Geräuschentwicklung einzudämmen. Wichtiger noch ist die Besserung der Apnoephasen durch eine derartige Operation.

Das Schnarchen wird heute als ein wesentlicher Risikofaktor zur Entstehung von Ohrgeräuschen angesehen, und es behindert auch deutlich die Kompensation eines Ohrgeräusches. Aus diesen Gründen sollten sich

Patienten, die unter dem Symptom Schnarchen leiden, einer entsprechenden Untersuchung unterziehen.

Psychische Krankheiten

Störungen und Erkrankungen der Psyche führen regelmäßig zu Schlafstörungen. In sehr vielen Fällen ist damit auch ein chronisches Ohrgeräusch verbunden bzw. wird ein leises Ohrgeräusch schlecht verarbeitet und für viele Patienten zum Dreh- und Angelpunkt der eigentlichen Störung. Oft führen handfeste Konfliktsituationen und Sorgen wie Tod eines nahen Angehörigen, Arbeitslosigkeit, finanzielle Sorgen zu einer Depression (reaktive Depression).

In vielen Fällen tritt jedoch schleichend eine sogenannte endogene (»von innen kommende«) Depression auf, deren Entstehungsursache noch weitgehend unbekannt ist. Innerhalb der Familie sind häufig mehrere (blutsverwandte) Mitglieder von Depression betroffen. Der Depressive liegt wach, weil er über quälende Sorgen grübelt. Darüber hinaus führt die Depression rasch zur Überforderung; der Patient zieht sich aus dem sozialen Leben zurück, leidet an unbestimmten Ängsten, Konzentrationsstörungen und Appetit- und Gewichtsverlust. Nicht selten ist diese seelische Entgleisung mit mehr oder weniger unterschwellig vorhandenen Todeswünschen oder Selbsttötungsgedanken verbunden. Treten diese Symptome über einen längeren Zeitraum auf, ist dringend der ärztliche Rat einzuholen. Diese Störung muß unbedingt durch Nervenärzte und psychologisch behandelt werden.

Die »primäre« Schlafstörung

Für den weitaus größten Teil der Schlafstörungen läßt sich keine exakte Ursache feststellen. Die Medizin spricht in diesen Fällen von einer sogenannten »primären« oder »idiopathischen« Schlafstörung. Häufig findet man bei diesen Schlafstörungen eine entsprechende Vorgeschichte in der Verwandtschaft, also einen Erbfaktor. In diesen Fällen kann nur eine intensive Beratung und das Aufsuchen von Fachleuten, die sich mit Schlafstörungen befassen, helfen.

Internistische Krankheiten

Viele internistische Krankheiten wie Hormonstörungen der Schilddrüse, Atemstörungen und Herzkrankheiten können zu Schlafstörungen führen. Daher ist bei Schlafstörungen zunächst immer der Hausarzt gefragt, der solche Störungen von vorneherein ausschließen wird.

Schlafstörungen und Medikamente

Der Griff zur Tablette ist für den Patienten naheliegend, wenn eine Schlafstörung über einen längeren Zeitraum besteht. Prinzipiell darf eine medikamentöse Behandlung (auch mit pflanzlichen Mitteln!) ausnahmslos nur eine goldene Brücke sein, um den normalen Schlaf wieder zu erlernen.

Der normale Schlafrhythmus mit seinen vielfältigen Phasen unterschiedlicher Aktivität verschiedener Gehirnzentren ist so komplex, daß er trotz der heute vorhandenen modernen Pharmakologie nicht von außen gesteuert oder gar ersetzt werden kann. Alle schlaffördernden Medikamente stören die normalen Vorgänge während des Schlafes, teilweise machen sie süchtig, teilweise führen sie zu einer Abstumpfung und zu Verlust der persönlichen Dynamik auch während des Tages. Die Schlafforscher sprechen von maximal 4 Wochen, in denen der Schlaf durch Medikamente unterstützt werden kann. Jenseits dieses Zeitraums muß unbedingt eine spezielle ärztliche Beratung und die entsprechende Diagnostik durchgeführt werden.

Pflanzliche Medikamente aus Baldrian, Hopfen, Johanniskraut und Kawa-Kawa in Form von Tees, Extrakten oder Ölen können beruhigend und schlaffördernd wirken. Jedoch enthalten diese pflanzlichen Medikamente auch Stoffe, die unter Umständen zu Nebenwirkungen führen können: Hautverfärbungen wurden nach Einnahme von Kawa-Kawa beobachtet, Fotosensibilisierung der Haut (Überempfindlichkeit gegen Sonnenlicht) bei Johanniskraut. Aus diesen Gründen dürfen diese pflanzlichen Medikamente auch nicht während der Schwangerschaft genommen werden. Für abendliche beruhigende Tees eignen sich Zubereitungen aus Melisse und Passionsblume.

Die klassischen Schlafmittel bestehen aus chemischen Abwandlungen der Benzodiazepine, zu denen beispielsweise Valium® gehört. Die chemischen Variationen der zugrundeliegenden Substanz führen zu Abkömmlingen, die das Schlafverhalten für die Einschlaf- und Durchschlafphasen unterschiedlich beeinflussen. Durch Anwendung dieser Medikamente über längere Zeit werden Schlafrhythmus und Gehirnaktivität während des

Schlafes nachhaltig gestört. Ein Überhängen der Wirkung in den nächsten Tag hinein führt zu Konzentrationsstörungen und kann stark die Verkehrs- und die Arbeitsfähigkeit beeinträchtigen. Weitere schwerwiegende Nebenwirkungen spielen sich jedoch hinsichtlich der Gefühlswelt des Patienten ab: die Langzeitanwendung führt zu einem Verlust der Persönlichkeitsdynamik und der Lebensfreude. Bei neurologischen und psychiatrischen Schlafstörungen kann allerdings der Einsatz von Antidepressiva und Neuroleptika notwendig werden. Diese Behandlung gehört in die Hand des Fachmannes, also des Neurologen.

In neuester Zeit ist Melatonin als »Wunderdroge aus den USA« in der Diskussion. Melatonin ist die chemische Vorstufe des Serotonins, eines hormonellen Botenstoffes im Gehirn, der insbesondere unseren Schlaf-Wachrhythmus steuert. Das Melatonin wird in den USA als ein frei zugänglicher Zusatzstoff zur Nahrung verkauft; bei uns in Europa ist es als Arzneimittel noch nicht im Handel und zugelassen. Ursprünglich wurde das Melatonin von denjenigen gerne genommen, die einer wiederholten Zeitverschiebung ausgesetzt sind (z. B. Piloten) und die Nachteile der Reaktionsminderung durch Schlafmittel vom Benzadiazepintyp vermeiden wollten. Melatonin reguliert den Schlaf tatsächlich im Sinne eines sanften Schlafmittels. Nebenwirkungen wurden jeoch auch hier durch vielfältige Berichte belegt: die längere Einnahme von Melatonin führt zu schleichenden Persönlichkeitsveränderungen, auch zu Verlust der Persönlichkeitsdynamik, so daß sich schließlich ein allgemeines »Wurstigkeitsgefühl« entwickelt. Eine wesentliche Gefahr des Melatonins besteht im Herstellungsverfahren. Melatonin kann nicht vollständig im Labor hergestellt werden, sondern nur unter Verwendung tierischen Ausgangsmaterials. Damit verbunden ist die Gefahr, daß im Melatonin-Präparat der Erreger der BSE (des Rinderwahnsinns) auf den Menschen übertragen wird, wo er möglicherweise die Jakob-Creutzfeldt-Krankheit auslösen kann. Solange die Wirkungsweise dieses Stoffes, die Nebenwirkungen und die Risiken noch nicht eindeutig erforscht sind, muß vor einer Anwendung abgeraten werden.

Psychotherapie

Schlafstörungen können allenfalls vorübergehend medikamentös behandelt werden. Die Beratung des Patienten ist die Grundlage für die ursächliche Therapie. Inwieweit diese Beratung in eine Psychotherapie mündet, entscheidet der behandelnde Arzt in Zusammenarbeit mit dem Patienten. Die heutige Psychotherapie, die sich mit Schlafstörungen beschäftigt, verfügt über zahlreiche verhaltenstherapeutische Alternativen. Neben der

Bewältigung aktueller Krisen hilft die Psychotherapie auch, seelische Störungen zu behandeln, die gelegentlich hinter den Schlafstörungen gefunden werden. Vor allem depressive Verstimmungen sollten psychotherapeutisch behandelt werden. Dabei ist nicht nur das spezielle, für den Patienen individuell geeignete psychotherapeutische Verfahren in die Auswahl miteinzubeziehen, sondern auch der Therapeut selbst, der zum Patienten »passen« muß. Empfindet der Patient gegenüber seinem Therapeuten eine Unstimmigkeit, so sollte er dies aussprechen und ggf. einen anderen Therapeuten aufsuchen. Es ist sinnvoll, die Auswahl und die Art der Psychotherapie mit dem Hausarzt oder einem anderen Arzt des Vertrauens abzusprechen. Er kann in der Regel auch behilflich sein, wenn es um die Erstattung der Kosten durch die Krankenkassen geht.

Körpertherapien zur Unterstützung des Schlafes

Bei Schlafstörungen sind Körpertherapien geeignet, die der Streßbewältigung dienen und den Körper zur Ruhe kommen lassen. Der Anwender muß sich dabei allerdings auf jeden Fall im klaren sein, daß er diese Verfahren aktiv trainieren muß: gerade die Konzentration und die Beschäftigung mit der angewandten Therapie bringen den Betroffenen weg von den lästigen und sorgenvollen Gedanken. Der Erfolg der jeweiligen Therapie ist direkt abhängig von der Konsequenz der Anwendung. Die Auswahl des jeweiligen Verfahrens sollte die persönlichen Neigungen berücksichtigen. Es sollte am Wohnort durchgeführt werden können, der Therapeut sollte dem Anwender sympathisch sein und genügend Kompetenz besitzen. Bei Schlafstörungen, gerade in Verbindung mit Tinnitus, eignen sich besonders das Autogene Training und die Muskelrelaxation nach Jacobson.

Diese Verfahren sollten unbedingt einem für den Patienten passiven Verfahren vorgezogen werden. Hierzu gehören die Akupunktur und die Akupressur, die in vielen Fällen unterstützend helfen können. Auch ein Hypnoseverfahren kann zur Anwendung kommen. Durch systematische Suggestion werden positive Gedanken eingegeben, die zum Einschlafen führen, die aber auch den Tinnitus positiv deuten (eine Kreissäge verwandelt sich in eine harmlose Grille, ein Rauschen wird zu einem Wasserfall oder zu Regengeplätscher).

Fallbeispiel

Herr Robert L. bekam einen Tinnitus, als er mit Kollegen Vorbereitungen zum sogenannten Hochzeitsschießen traf, einem in Bayern üblichen Brauch. Um am Morgen des Hochzeitsfestes guter Freunde das Ereignis mit dem entsprechenden Lärm ankündigen zu können, füllte er, zusammen mit zwei Arbeitskollegen, in der Firma explosive technische Gase in besonders große Luftballons ab. Leider kam es dabei zur vorzeitigen Explosion – das Ergebnis: fünf geplatzte Trommelfelle, die eine Notoperation notwendig machten und drei Patienten mit Innenohrstörungen, darunter Herr L. mit einem ausgeprägten Tinnitus.
Das Hauptproblem für ihn war das Ohrensausen während des Einschlafens. Hinzu kamen Sorgen am Arbeitsplatz, da durch den Unfall plötzlich drei Mitarbeiter auf einmal durch eigenes leichtsinniges Verschulden ausgefallen waren. Seine Frau war schon seit Jahren begeisterte Anhängerin des Yoga und konnte Herrn L. von dessen Wirksamkeit überzeugen. Da sie ihren Mann bei dieser Methode unterstützen konnte, fiel ihm der Einstieg leicht. Es gelang ihm, die negativen Gedanken mit Hilfe des Yoga abzuwehren und wieder in einen normalen Schlafrhythmus zu finden. Nachdem auch am Arbeitsplatz diese bemerkenswerte Geschichte vergessen und wieder ein normaler Betrieb möglich war, konnte Herr L. mit dem Tinnitus so weit zurechtkommen, daß er ihn nicht mehr störte.

Sport und Tinnitus

Jeder Sportler weiß, daß regelmäßig betriebener Sport eine euphorisierende stimmungsaufhellende Wirkung hat. Während der Aktivität werden im Körper morphiumähnliche Stoffe, die Endorphine, gebildet. Beim Tinnituspatienten können sie die Psyche stabilisieren. Darüber hinaus erhöht körperliche Betätigung die im Gehirn ankommende Sauerstoffmenge um bis zu 30 % und führt so zu einer deutlichen Steigerung der geistigen Leistungsfähigkeit. Körperliche Aktivität verstärkt eine positive Lebenseinstellung und wird erfolgreich zur Krankheitsbewältigung und sozialen Eingliederung eingesetzt. Manche Tinnituspatienten berichten allerdings, daß ihr Ohrgeräusch bei sportlicher Betätigung sehr viel lauter wird. In diesen Fällen muß eine Sportart gewählt werden, die den Kreislauf nicht zu sehr belastet, manchmal muß auch auf Sport verzichtet werden.

Heute ist gesichert, daß Bewegungsmangel einen Risikofaktor für Herz- und Gefäßkrankheiten darstellt. Umgekehrt kann durch körperliche Aktivität Herz-Kreislaufkrankheiten vorgebeugt werden, zu denen auch Durchblutungsstörungen des Innenohres gehören. Auch im Alter ist ein regelmäßiges Training wirksam, wenn auch der Trainingserfolg etwas länger auf sich warten läßt und geringer ist als bei jüngeren Personen.

Trieb der Patient bislang wenig oder gar keinen Sport, so sollte er sich vor Aufnahme einer regelmäßigen sportlichen Betätigung einer Vorsorgeuntersuchung unterziehen, ganz besonders, wenn er über 40 Jahre alt ist oder wenn er an Risikofaktoren leidet, wie Herzerkrankungen, Stoffwechselkrankheiten usw. Die Vorsorgeuntersuchung umfaßt die Diagnostik des Bewegungsapparates, hauptsächlich aber die Funktion des Herzens, des Kreislaufs und der Lungen. Aus sportmedizinischer Sicht ist eine Belastungsuntersuchung am Fahrradergometer obligater Bestandteil dieser Vorsorgeuntersuchungen. Es ist sinnvoll, die Wiederholungsuntersuchung alle 2 Jahre, mindestens alle 5 Jahre durchführen zu lassen. Patienten mit bekannten Herz-Kreislaufstörungen sollten sich dieser Untersuchung jährlich unterziehen.

Muskeltätigkeit setzt sich aus einer Bewegungskomponente (dynamische Kraft) und aus Haltearbeit (statische Kraft) zusammen. Bei jeder Sportart ist der Anteil der dynamischen und eine niedrige statischen anders verteilt. Speziell für Tinnituspatienten ohne Begleiterkrankungen sind Sportarten nützlich, die eine hohe dynamische und eine niedrige statische Belastung enthalten.

- **Sportarten mit hoher dynamischer Komponente**
  - Baseball
  - Softball
  - Tischtennis
  - Tennis
  - Volleyball
- **Sportarten mit hoher dynamischer Komponente und niedriger statischer Komponente**
  - Badminton
  - Langlaufski
  - Laufen (Walking)
  - Joggen
  - Feldhockey
  - Langstreckenlauf
  - Fußball
  - Squash
- **Sportarten mit hoher statischer Komponente**
  - Fechten
  - Leichtathletik
  - Eiskunstlauf
  - Surfen
  - Alpinski
- **Sportarten mit mittlerer statischer und mittlerer dynamischer Komponente**
  - Basketball
  - Eishockey
  - Schwimmen
- **Sportarten mit hoher statischer und hoher dynamischer Komponente**
  - Boxen
  - Kanufahren
  - Radfahren
  - Rudern

Empfehlenswert ist ein dosiertes Aufbautraining unter Anleitung eines Trainers, besonders bei denjenigen, die im höheren Alter neu mit Sport beginnen. Diesen Personen ist zu raten, einem Verein beizutreten, der meistens über entsprechend ausgebildete Trainer verfügt. Die Empfehlungen zur Trainingsintensität hängen von der Belastbarkeit ab, das heißt von den Symptomen und von der Funktion des Herz-Kreislaufsystems. Vorschläge zum Trainingsaufbau kann der Sportmediziner nach Austestung der Belastbarkeit relativ exakt ausarbeiten. Dabei orientiert er sich am Blutdruck im Verhältnis zur Herzfrequenz, an der Herzfrequenz selbst, an der Luftnot bei Belastung und an verschiedenen Blutmeßwerten (z. B. Milchsäurebestimmung). Während des Ausdauertrainings müssen Sauerstoffaufnahme und Sauerstoffverbrauch in Einklang stehen. Ist dies nicht der Fall, so verbraucht der Körper seine Sauerstoffreserven bis zur Kurzatmigkeit, er geht eine sogenannte Sauerstoffschuld ein. Eine Sauerstoffschuld läßt sich daran erkennen, daß unmittelbar Luftnot oder später Muskelkater auftreten.

Vereinfacht kann man als Trainingsherzfrequenz angeben: 180 minus Alter/Minute.

Zusammenfassend können folgende Vorschläge für ein körperliches Training gegeben werden:

1. Schwerpunkt des Trainings: Ausdauertraining mit dynamischer Belastung großer Muskelgruppen (z. B. Radfahren, Laufen, Schwimmen). Dieses Training kann ergänzt werden durch Training von Flexibilität mit Dehnungsübungen, Koordinationsschulung und Kraftschulung (unbedingt unter Anleitung!).
Als *Energieumsatz* sollten 1500–2000 Kilokalorien pro Woche angestrebt werden, auf 2–3 Stunden Training pro Woche verteilt. Auch ein geringerer Trainingsumfang ist Allgemein- und präventivmedizinisch wirksam!

Die *Belastungsintensität* sollte unterhalb der Ausdauerleistungsgrenze (zeitlich ca. 80% der Dauerleistungsgrenze oder 70–75% der maximalen Herzfrequenz) liegen.

Die *Belastungsdauer* sollte mehr als 20 Minuten pro Trainingseinheit betragen. Möglichst 2–3 mal pro Woche.

Verlauf des Trainings: Belastung über 5 Minuten, Erholung 1–3 Minuten als Intervallbelastungen.

Die Belastung sollte pro Monat um 5–10% gesteigert werden.

Eine *sportärztliche Untersuchung* sollte vor Trainingsbeginn, dann 1× jährlich (mindestens alle 2 Jahre) durchgeführt werden.

Auch im *Alter* kann wirksam trainiert werden. Der Schutz vor Herz- und Gefäßkrankheiten und die Unterstützung der Stoffwechselvorgänge lassen den Sport gerade im Alter zu einem der wichtigsten Vorsorgemaßnahmen werden.

Die *beste Zeit* zum Sporttreiben ist der späte Nachmittag. Muskelkraft, körperliche Beweglichkeit und Sauerstoffaufnahme der Muskulatur erreichen ihren Höhepunkt um diese Uhrzeit.

Die meisten örtlichen Sportvereine bieten heute in großem Umfang und mit bewährten Übungsleitern Sportprogramme zur Gesunderhaltung und bei Krankheit an.

Gefährlich ist es gerade im Frühjahr, in unkontrollierter Weise mit sportlicher Betätigung zu beginnen, die anfänglich meist übertrieben wird. Das aufbauende und konstante Training bietet die beste Wirkung!

Bei Fitneßzentren ist auf eine gute Führung und Anleitung unter sportmedizinischen Gesichtspunkten zu achten. Vor allem ein unkoordiniertes Krafttraining kann zu erheblichen Schädigungen führen. Die Fitneßzentren verfügen über verschiedene Gütesiegel, die gezielt zu erfragen sind. Einige der Fitneßzentren wurden vom deutschen Sportärztebund empfohlen.

Sportliche Betätigung beeinflußt etliche psychische und körperliche Vorgänge positiv. Sport

- unterstützt den Abbau von Adrenalin, Fetten und Zucker,
- reguliert den Cholesterinstoffwechsel,
- steigert das Wohlbefinden (auch eine Wirkung der Endorphine),
- hilft bei der Gewichtskontrolle,
- verbessert den Schlaf,
- verbessert die Selbstzufriedenheit,
- steigert das Selbstbewußtsein,
- hilft entscheidend mit zur Entspannung.

Ernährung und Tinnitus

Es gibt keine Tinnitusdiät, die ein Ohrgeräusch beseitigen kann. Ein gesundes Körperempfinden trägt jedoch entscheidend dazu bei, ein positives Lebensgefühl aufzubauen und damit ein chronisches Ohrensausen zu bewältigen. Insbesondere bei nachgewiesenen Stoffwechselstörungen kann die im Einzelfall abgestimmte Ernährung eine Verschlimmerung verhindern. In diesen Fällen ist dringend dazu zu raten, Spezialisten (Ernährungsberater oder entsprechend ausgebildete Ärzte) hinzuzuziehen. Für alle nicht durch innere Krankheiten betroffene Tinnitusleidende gelten die Prinzipien einer gesunden Ernährung. Eine spezielle Diät kann sinnvoll sein, wenn der Hausarzt oder der Internist eine Stoffwechselkrankheit wie Zuckerkrankheit, Lebensmittelunverträglichkeiten und Lebensmittelallergien oder funktionelle Störungen des Magen-Darm-Traktes feststellt. In solchen Fällen ist es notwendig, Störfaktoren dieser Art konsequent zu behandeln. Für alle Tinnituspatienten, die über einen normalen Stoffwechsel und eine normale Verdauung verfügen, gibt es keinen Grund, sich einer bestimmten Diät zu unterwerfen. Im Gegenteil: derjenige Patient, der unter Ohrgeräuschen leidet und gerne ißt oder kocht, soll dies auch weiterhin tun dürfen. Das Essen gehört zu den Grundbedürfnissen unseres Körpers, die mit Vergnügen verbunden und somit eine Quelle für positive Empfindungen sind. Warum nicht das Hobby »Kochen« pflegen und damit mehr Freude gewinnen?

Andererseits kann auch einmal eine Diät oder »Entschlackung« im Sinne einer Kuranwendung die Gesundheit stärken und das Wohlbefinden verbessern. Aus diesem Grunde werden hier einige Diätformen beschrieben, deren Konzept sinnvoll sein kann, wenn es in einem begrenzten Rahmen, beispielsweise während einer Kur, angewendet wird. Diese Diätformen sollten nicht zur Kasteiung führen, die das negative Empfinden des Tinnituspatienten weiter verstärkt. Konsequenter sollte der Tinnituspatient sein, wenn es um die Diskussion der »Nahrungszusätze« Alkohol, Coffein und Nikotin geht:

Alkohol, Coffein und Nikotin sind Genußgifte!

Diese Gifte haben einen negativen Einfluß auf die Nervenbahnen und behindern die Heilung eines Ohrgeräusches.

Darüber hinaus ist es zweckmäßig, während der Akutbehandlung eines Ohrgeräusches oder Hörsturzes gewisse Regeln einer gesunden Ernährung zu beachten und unterstützend Spurenelemente und bestimmte Vitamine in wohlüberlegter Dosierung einzunehmen.

Ob Giftstoffe, Rückstände und Mikroorganismen in unserer heute technisch aufbereiteten Nahrung einen Einfluß auf die zunehmende Häufigkeit von Innenohrfunktionsstörungen haben, ist noch nicht abzusehen. Sicherlich werden auch diese Gesichtspunkte in Zukunft zu berücksichtigen sein, denn Innenohrfunktionsstörungen wie Tinnitus und Hörsturz sind eine Zivilisationskrankheit. Für die Fachleute steht außer Zweifel, daß ein allgemeines Krankheitsrisiko in den Industrieländern in weit höherem Maße von Fehlernährung ausgeht (zu reichhaltiges Essen, zu fett, zu süß und zu salzig, Alkohol und Nikotin) als von Schadstoffen und Verunreinigungen der Lebensmittel, die einer strengen Kontrolle und Gesetzgebung unterliegen.

Empfehlungen für eine gesunde Ernährung

Entsprechend dem heutigen Wissensstand über eine gesunde Ernährung müssen in unserem Kulturkreis folgende Empfehlungen gegeben werden:

1. Verringern Sie die verzehrte Fettmenge
   - Sparen Sie an Butter, Margarine und Ölen
   - Wählen Sie fettarme Fisch-, Geflügel-, Fleisch- und Molkereiprodukte
   - Bevorzugen Sie Kochen und Dünsten anstelle von Braten.

2. Die Kost soll abwechslungsreich sein, Gemüse und Früchte enthalten v. a. Wurzelgemüse, grünes Blattgemüse und Zitrusfrüchte. Die Lebensmittel sollten reich an komplexen Kohlenhydraten und Ballaststoffen sein, enthalten in Vollkornprodukten. Zucker, Honig, Weißmehl enthalten dagegen einfache Zucker, deren Verbrauch eingeschränkt werden sollte.

3. Verringerung der Kochsalzaufnahme (täglich maximal 5 g statt der heute üblichen 10–15 g).

4. Die Lebensmittel sollten möglichst wenig vorbehandelt sein (gepökelt, gesalzen und geräuchert).

5. Alkohol sollte gemieden oder allenfalls in Maßen genossen werden.

6. Die Energiezufuhr durch die Nahrung soll Rücksicht nehmen auf die körperliche Konstitution, die geleistete Arbeit und das sportliche Pensum.

Man unterscheidet eine Vollkost, die den täglichen Energiebedarf entsprechend der körperlichen und geistigen Aktivitäten voll abdeckt, von einer Schonkost mit eingeschränkter Nahrungsmittelauswahl und einer Reduktionsdiät mit eingeschränktem Kalorienangebot. Die Basisdiät kombiniert Aspekte der Schon- und der Reduktionskost. Der Hausarzt entscheidet, ob im individuellen Fall eine Diät oder Änderung der Nahrungszusammensetzung sinnvoll ist.

Vitamine und Spurenelemente

Vitamine und Spurenelemente sind chemische Bestandteile, die unser Körper nicht selbst produzieren kann, die also mit der Nahrung zugeführt werden müssen. Sie dienen dem Körper für die notwendigen Stoffwechselprozesse und sind auch wichtige Bausteine für ein gesundes Immunsystem. So sind die Vitamine und Spurenelemente auch für eine störungsfreie Innenohrfunktion notwendig. Obwohl das Nahrungsangebot in den Industrieländern vielfältig und riesig ist, führt die technische Aufbereitung der Nahrung dazu, daß die Versorgung mit einigen Vitaminen, Mineralstoffen und Spurenelementen grenzwertig ist. Zu diesen technischen Verfahren gehören:

- Schälen und Polieren von Reis
- das Ausmahlen von Getreide zu Weißmehl
- Zuckerfabrikation und Raffination
- die Konservierung
- die Raffination von Fetten und Ölen
- die Trinkwasserenthärtung, die zu einem Abbau der Spurenelemente und einer Zunahme des Natriums (also Kochsalzes) im Trinkwasser führt.

Besonders der Spurenelementgehalt (Eisen, Zink, Selen u. a.) und die Konzentration weiterer wichtiger Mineralstoffe (z. B. Magnesium, Kalium) leiden unter bestimmten Nahrungsmittelzubereitungen wie Weichkochen von Teigwaren, Gemüse und Kartoffeln in reichlich Wasser, dem Schälen von Früchten und dem Ersatz von Kupfer-, Messing- und Eisenkochtöpfen durch Aluminium- und Chromstahlgeschirr.

Die Konsequenzen aus diesen erkannten Zusammenhängen sind einfach:

- Gemüse soll erst kurz vor der Zubereitung zerkleinert und dann schonend gedämpft werden.

- Weißmehl soll zugunsten von Vollkorn- oder Vollkornmehlprodukten vermieden werden.
- Der Anteil von Zucker und einfachen Kohlenhydraten in der Nahrung soll so klein wie möglich sein.
- Anstelle von geschältem und poliertem Reis sollten Naturreis oder »parboiled« Reis verwendet werden.

In den letzten Jahren sind besonders die Vitamine C, E und das Betacarotin als Vorstufe des Vitamins A, aber auch Spurenelemente wie Selen in die Schlagzeilen geraten. Diese Stoffe tragen im wesentlichen dazu bei, im Körper anfallende, sogenannte freie Radikale abzufangen und unschädlich zu machen. Als freie Radikale werden hochgradig reaktionsfreudige Substanzen (Atome, Moleküle oder Ionen) zusammengefaßt, die in der Lage sind, chemische Reaktionen auszulösen, die biologische Membranen schädigen und die chemische Struktur von biologischen Baustoffen schädigen. Diese freien Radikale entstehen im Stoffwechsel und werden durch bestimmte Enzyme unschädlich gemacht, zu deren Aufbau die genannten Stoffe möglicherweise in höherem Maße notwendig sind als bisher angenommen. Die freien Radikale entstehen aber auch vermehrt unter bestimmten äußeren Einflüssen durch Zigarettenrauch, Nahrungsbestandteile, bestimmte Medikamente und auch bei der Bestrahlung mit ultraviolettem Licht, das im Sonnenlicht enthalten ist.

Studien an großen Bevölkerungsgruppen haben gezeigt, daß der reichliche Verzehr von Früchten und Gemüsen (gleichbedeutend mit höherer Carotin- und Vitamin-C-Aufnahme) mit niedrigeren Krebserkrankungszahlen einhergeht. Diese neueren Befunde berechtigen zur Empfehlung, reichlich Obst und Gemüse zu verzehren und evtl. bei Erkrankung diese Vitamine und weiterhin Mineralstoffe zusätzlich einzunehmen. Die Dosis muß mit dem Arzt abgesprochen werden. Die unkritische Einnahme hoher Vitamindosen bleibt nicht ohne Nebenwirkungen, wie beispielsweise Studien mit einer erhöhten Zufuhr von Betacarotin und Vitamin A ergaben.

Aufgrund der Schutzeffekte von Vitaminen ist in der Akutphase des Tinnitus und der Hörstörungen eine Vitaminergänzung sinnvoll. Sofern keine allgemeinärztlichen oder internistischen Gegenanzeigen gegeben sind, sollte die Akutbehandlung mit der Zufuhr von Vitamin A bzw. Betacarotin, C, E und Selen unterstützt werden, besonders dann, wenn eine Therapie in der Sauerstoffdruckkammer durchgeführt wird. Gerade die Anwendung von Sauerstoff in dieser hohen Konzentration führt zu erhöhtem Anfall der oben erwähnten freien Radikale. Der Körper braucht in dieser Phase also vermehrt die Stoffe, die diese freien Radikale unschädlich machen. Für die Ernährung ergibt sich daraus die Konsequenz, Produkte mit einem hohen Gehalt dieser Stoffe zu essen: **Vitamin E** kommt hauptsächlich in Butter, Eigelb, Milch und Milchprodukten vor, darüber hinaus in Weizenkeim- und Maiskeimöl, in Soja, Vollkornprodukten und Weizenkeimen. Es ist relativ hitzestabil. Das Wiedererhitzen von Bratfett zerstört jedoch Vitamin E vollständig. Das **Vitamin A** kommt hauptsächlich in Milch, Butter, Käse und Innereien vor, seine Vorstufe Betacarotin in Karotten, Tomaten, Grünkohl, Brokkoli, Paprika, Erbsen. Es ist relativ hitzebeständig, jedoch licht- und sauerstoffempfindlich. Der Kochverlust beträgt etwa 20%. **Vitamin C**-haltige Nahrungsmittel sind Kartoffeln, Paprika, Zitrusfrüchte und grüne Gemüse. Vitamin C ist sehr hitze- und sauerstoffempfindlich. Der Kochverlust beträgt bis zu 45%.

Selen ist in unseren Breitengraden ein Mangelstoff. Der vermehrte Ausarbeitungsgrad von Mehlen, Reis usw. und das Auslaugen der auf reichen Ertrag getrimmten Böden führt zu einer Abnahme des Selengehaltes der Nahrung. Wichtige Quellen für die Selenzufuhr sind Fisch, Schalentiere, unausgemahlene Getreideprodukte, Eier und Milchprodukte, Kokosnüsse, Hefe (besonders Bierhefe), außerdem Knoblauch.

Besonderheiten während der Druckkammerbehandlung

Der derzeitige Standard der Druckkammerbehandlung sieht vor, sich besonders von diesen Lebensmitteln für 10–15 Tage zu ernähren. Während und etwa eine Woche nach dieser Zeit sollte die Nahrung insbesondere bestehen aus:

Morgens:

Müsli mit Vollkorn- und Milchprodukten. Zusätzlich Früchte oder Fruchtsäfte, wenig Kaffee. Nach Geschmack ein Ei.

Zwischenmahlzeiten:

Ungeschälte, aber gründlich gewaschene Früchte oder Möhren.

Mittagszeit:

Fleisch oder Fisch, als Beilagen Gemüse wie Paprika, Brokkoli, Erbsen. Als Kohlenhydrate Kartoffeln. Die Gemüse sollen gedämpft und nicht in Wasser gekocht werden (zum Dämpfen ist ein Siebeinsatz, der in jeden Topf paßt, geeignet). Als Nachtisch: Zitrusfrüchte.

Am Nachmittag:

Früchte, evtl. kombiniert mit Milchprodukten (z. B. Fruchtmilchzubereitung, Joghurt).

Die Abendnahrung:

Sie sollte aus einem großen Glas Milch bestehen, aus Milchprodukten und Käse, evtl. Kopfsalat aus biologischem Anbau. Dazu Vollkornbrot bzw. Getreideprodukte aus Vollkornmehlen. Die Kohlenhydrate können auch aus ungeschältem Reis beigesteuert werden oder aus Vollkornnudeln.

Sollte dieser Speiseplan aus verschiedenen Gründen nicht durchzuführen sein, ist die zusätzliche Einnahme von Kombinationspräparaten in Erwägung zu ziehen und mit dem betreuenden Arzt zu besprechen. Wichtig ist besonders die erhöhte Zufuhr der Vitamine A, C und E. Selen darf nicht gleichzeitig mit Vitamin C eingenommen werden, da es mit Vitamin C im Darm Komplexe bildet, die nicht in den Blutstrom aufgenommen (resorbiert) werden. Entsprechende frei erhältliche Kombinationspräparate sind also sinnlos. Selen sollte immer als biologisch gebundener Stoff in den Nahrungsmitteln zugeführt werden.

Manche Patienten berichten über eine Verstärkung ihres Ohrgeräusches nach Genuß verschiedener Lebensmittel (z. B. Alkohol, bestimmte Weinsorten, Käse, Nüsse). In diesen Fällen ist die Wahrscheinlichkeit groß, daß eine immunologische Ursache für eine Fehlsteuerung des Hörsystems vorliegt. Zur weiteren Diagnostik gehört dann die Bestimmung von Antikörpern gegen körpereigene Strukturen (Autoantikörper) im Serum durch Speziallabors und auch eine Allergie-Diagnostik hinsichtlich der beobachteten Zusammenhänge. Manche Wissenschaftler vermuten aber auch eine Reaktion des Innenohres auf Tyramin, das aus diesen Lebensmitteln freigesetzt wird. Patienten, die solche Zusammenhänge beobachten, sollten diese Nahrungsmittel meiden. Eine solche Diagnostik kann jedoch nicht bei jedem Tinnituspatienten durchgeführt werden, sondern richtet sich nach den Beobachtungen der Patienten.

Besondere Kost- und Diätformen

Wir werden täglich mit einer Unzahl der unterschiedlichsten Ernährungsempfehlungen bombardiert, die einmal für den gesunden, ein anderes Mal für den kranken Menschen Gültigkeit haben sollen. Der Wert dieser Ernährungsempfehlungen ist sehr umstritten und zum Teil zweifelhaft. Ein Teil der auf dem Markt angebotenen Diätformen geht an den gesicherten Erkenntnissen der Physiologie vorbei bzw. orientiert sich an den falschen

Voraussetzungen. Bei einer Daueranwendung bestimmter Diätarten ist deshalb anzunehmen, daß eine optimale Versorgung des Körpers mit den notwendigen Stoffen nicht gegeben ist. Eine angebotene und vielgepriesene Diät muß besonders dann kritisch gesehen werden, wenn sie weltanschauliche oder religiöse Hintergründe vermuten läßt oder teuer ist. Viele Gesichtspunkte in der sogenannten alternativen Ernährung sind jedoch sinnvoll und bereichern die Ernährung der westlichen Industrieländer mit ihren Schwächen und Fehlern. Dennoch darf in der Anwendung der Diät- und Kostempfehlungen die ausreichende Sachkenntnis nicht verloren gehen.

Hierzu folgende Beispiele: die Verdauung unterliegt einem altersentsprechenden Wandel. Besonders bei Milchprodukten läßt die Verträglichkeit ab einem Alter von etwa 45 Jahren deutlich nach, da die Aktivität bestimmter Enzyme zurückgeht. Bezüglich der Empfehlung für Vollkorn muß gesagt werden, daß unausgemahlene Getreidekörner sehr schwer verdaulich sind. Frisch geschrotetes Vollkorn enthält die gleichen Vitalstoffe, ist aber besser aufzuschließen. Auch Keimlinge aus Getreide können für manche Rezepte verwendet werden. Ernährungsempfehlungen mit reichlich Vollkorn und Milchprodukten sind also nicht für jeden gleich günstig.

In der Behandlung des chronischen Tinnitus tauchen in der Diskussion um die richtige Therapie ebenfalls Empfehlungen auf und werden Diätformen angepriesen, die kurz besprochen werden sollen. Als Kur oder Gesundheitsmaßnahme können sie für einen Zeitraum von 4–6 Wochen angewandt werden. Es soll jedoch vermieden werden, aus einer bestimmten Diät eine Weltanschauung zu machen oder den Patienten in Zwänge zu treiben, die keineswegs dazu geeignet sind, das Ohrgeräusch besser zu ertragen.

Vegetarismus

Vegetarier, die sich außer von Pflanzenkost auch mit Milchprodukten und Eiern ernähren, decken den Nährstoffbedarf optimal. Pflanzliches Eisen wird jedoch schwerer in Blut aufgenommen als Eisen aus tierischer Nahrung; deshalb ist gelegentlich die Deckung des Eisenbedarfs erschwert. Mangelerscheinungen stellen sich trotzdem relativ selten ein. Der Eisenspiegel sollte jedoch kontrolliert werden. Eine streng vegetarische Lebensweise ohne Milch und Eierkonsum, wie sie die Veganer praktizieren, muß äußerst kritisch betrachtet werden. Hier besteht am ehesten die Gefahr einer Mangelversorgung mit essentiellen Nährstoffen, besonders während der Kindheit und in der Schwangerschaft. Die vegetarische Küche kann aber ausgezeichnet munden, so daß derjenige, der hier eine Alternative sucht, als Laktovegetarier und Ovolaktovegetarier (Verzehr auch von Eiern und

Milch) eine gesunde Alternative zur typischen Ernährung der westlichen Welt finden kann.

Größere Studien, die untersuchen, ob Vegetarier weniger an Innenohrfunktionsstörungen leiden, liegen derzeit nicht vor. Vegetarier sind in der Regel gesundheitsbewußter, verzichten auf Alkohol und koffeinhaltige Getränke und meistens auch auf das Rauchen. Möglicherweise hat deshalb bereits die gesunde Lebensweise eine gute vorbeugende Wirkung, die nicht unbedingt auf die Ernährungsweise alleine zurückzuführen ist.

Eine Variante des Vegetarismus, die reine Rohkost, ist aus ernährungsphysiologischen Gründen nicht zu empfehlen. Eine bei uns verbreitete vegetarische Kostform ist die sog. Schnitzerkost. *Schnitzer* war Zahnarzt und aufgrund seiner Analysen des menschlichen Gebisses der Auffassung, daß der Mensch von Natur her Pflanzenesser sei. Aus seiner Ernährungslehre sind mehrere Varianten entstanden, von der reinen Rohkost bis zur vegetarischen Schnitzerdiät mit wenig Milch und Eiern. Die Vorteile dieser Diät sind bislang nicht erwiesen.

Makrobiotik

Die Makrobiotik praktiziert eine weltanschaulich begründete, hauptsächlich vegetarische Nahrungsauswahl, die einer besonderen Form des Buddhismus entstammt. Dabei werden vom Tier stammende Lebensmittel nicht grundsätzlich abgelehnt. Ähnlich wie bei der Akupunktur wird das Energieverhältnis von Yin und Yang, den beiden Grundelementen, auch den Lebensmitteln zugrundegelegt. Sie werden eingeteilt nach einer mehr oder weniger ausgeprägten Yin- oder Yangbelastung, die in einem bestimmten Verhältnis zueinander stehen muß. Eine günstige Verteilung von Yin und Yang in der Nahrung ist laut der Lehre der Makrobiotik Voraussetzung für einen gesunden Körper und Geist. Da Fleisch, Milchprodukte und Obst gemieden werden, birgt die Makrobiotik nicht unerhebliche Gefahren der Mangelversorgung, besonders für Kinder und Schwangere. Eine ernährungsphysiologisch sinnvolle Variante ist die sogenannte Kushi-Diät, die in den USA weite Verbreitung gefunden hat und zur Krebsvorbeugung empfohlen wird. Mit ihrem geringeren Anteil von Fett und hohem Anteil von Ballaststoffen aus Gemüsen, aber auch von Eiweiß in Form von Fisch, erfüllt sie die Anforderungen an eine optimale Ernährung.

Trennkost

Grundprinzip der Trennkost ist, daß Eiweiß und Kohlenhydrate innerhalb einer Mahlzeit nicht gemeinsam verzehrt werden dürfen. Darüber hinaus werden unnatürliche Lebensmittel wie Zucker, Weißmehl, polierter Reis und ähnliche gemieden. Der Verzehr von Fleisch wird eingeschränkt. Ernährungsphysiologisch erscheint die Trennung von Eiweiß und Kohlenhydraten in der Nahrungsaufnahme ohne Sinn. Ebenso ist die Einteilung in sogenannte Basennahrung und Säurenahrung kritisch zu sehen. Die Trennkost birgt jedoch nicht die Gefahr von Mangelzuständen. Positive Kriterien sind der reduzierte Fleisch- und Cholesterinverzehr bei insgesamt ballaststoffreicher Ernährung.

Evers-Diät

Die Evers-Diät findet besonders Anhänger bei Patienten mit Multipler Sklerose. Die Diät gründet auf der Vermutung, daß die Erkrankung durch Nahrungsmittelgifte erzeugt werde. Insofern orientiert sich der ideologische Ansatz an einer Nahrung, deren Zusammensetzung die Nervenfunktion unterstützen soll. Die Nahrungsmittel sollen so frisch und natürlich wie möglich, möglichst ohne Aufbereitung verwendet werden. Ein Großteil der Nahrung besteht aus frisch gekeimtem Getreide und aus Wurzelgemüse. Auch tierische Produkte wie Milch und Milchprodukte, Honig und rohe Eier werden empfohlen. Genußmittel (Kaffee, Tee, Kakao und das Rauchen) sind verboten, ebenso wie sämtliche aus Zucker und Weißmehl hergestellten Produkte. Obwohl eine Wirksamkeit bei Multipler Sklerose nicht zu belegen ist, kann diese Kostform bis auf den Verzehr roher Eier als ernährungsphysiologisch unbedenklich betrachtet werden. Der schonende Umgang mit den Nahrungsmitteln, bei denen Denaturierungsprozesse vermieden werden, der Ballaststoffreichtum der Kost und die Vielseitigkeit sind positive Aspekte.

Vorwiegend in Kurkliniken angewandte Diätformen

Mayr-Kur

Der österreichische Arzt Franz Xaver Mayr nahm an, daß Krankheiten und Funktionsstörungen des Körpers eine Folge unzureichender Verdauung und – daraus folgend – gestörter Körpersäfte (Blut, Lymphe, Galle) seien. Aufgrund seiner Erfahrungen entwickelte er eine eigene Ernährungslehre. Bei der Ernährung nach Mayr ist nicht die Auswahl bestimmter Nahrungsmittel der zentrale Punkt, sondern die Verdauung selbst wird unterstützt, vornehmlich durch die Einhaltung bestimmter Ernährungsregeln. Ausgehend von einer Entlastung des Darmes soll der gesamte Organismus »entschlackt« werden; daran schließt sich eine gezielte Schulung der Verdauungsvorgänge an. Begleitende physikalische Maßnahmen sollen eine Umstimmung des Organismus bewirken, die auch das vegetative Nervensystem stabilisiert.

Schroth-Kur

Die Schrothkur soll der Entschlackung des Körpers dienen. Sie wird nach einem geregelten Prinzip von Trocken- und Trinktagen durchgeführt, wobei an den Trockentagen vor allem Getreideprodukte, Trockenobst usw. verzehrt werden. An den Trinktagen liegt die Betonung auf der Flüssigkeitszufuhr, laut Originalvorschrift als Wein, heute häufiger in Form von Frucht- und Gemüsesäften. Der Verzicht auf Alkohol wäre gerade bei Tinnitus zu befürworten. Während der Schrothkur ist die Kalorienaufnahme vermindert, das heißt sie führt zu Gewichtsverlust. Da sie mit intensiven Anwendungen aus dem Bereich der physikalischen Medizin (Wickel, Kneipp'sche Anwendungen etc.) kombiniert wird, ist ein hoher Effekt zur Stabilisierung des vegetativen Nervensystems gegeben. Die Schrothkur erscheint deshalb geeignet bei Tinnituspatienten, denen es um eine intensive körperliche Erholung und Entschlackung geht.

Die gegenwärtige Tinnitusforschung

Die Anstrengungen der Wissenschaftler in aller Welt, dem Phänomen Tinnitus auf die Spur zu kommen, konzentrieren sich derzeit auf acht Bereiche:

- Die Grundlagenforschung
- Die Entwicklung eines Tinnitusmedikaments
- Die Suche nach der Möglichkeit, Tinnitus im Tierexperiment zu reproduzieren
- Die Suche nach neuen bildgebenden Verfahren
- Die Verbesserung der Retrainingtherapie und Kontrolle der Ergebnisse
- Die Überprüfung der modernen Akuttherapie des Ohrgeräusches
- Der Einsatz eines Cochlea-Implantates bei hochgradig Schwerhörigen
- Die audiologische Forschung

Grundlagenforschung

Die Erforschung des Hörsystems vom Innenohr bis zum Wahrnehmungszentrum im Gehirn ist heute eine der großen Aufgaben der Grundlagenforscher. Nachdem es Zenner (Direktor der Universitäts-HNO-Klinik in Tübingen) bereits 1986 gelungen war, eine lebende Haarzelle aus dem Innenohr eines Meerschweinchens unter dem Mikroskop zu beobachten, war ein bahnbrechender Schritt zur weiteren Erforschung des Innenohres gelungen. Zenner und seine Mitarbeiter wurden für diesen schönen Forschungserfolg mit dem Leibniz-Preis belohnt. Während die weiteren Forschungen auf dem Gebiet des Innenohres große Fortschritte erlangten, stecken die Kenntnisse über die Verarbeitung der Hörsignale im Gehirn noch in den Kinderschuhen. Bei dieser Thematik weitet sich die Grundlagenforschung zwangsläufig auf die Gebiete der Sinnesphysiologie, Biochemie, Neuroanatomie, Biologie und Physik aus, so daß nur in Gemeinsamkeit aller dieser Fachgebiete ein weiterer Erfolg erreicht werden kann. Die Otologen sind sich dabei einig, daß sie nicht mehr alleine aus der Kenntnis ihres Fachgebietes heraus diese großen Aufgaben bewältigen können. Zenner verfolgt deshalb folgerichtig das ehrgeizige Ziel eines Internationalen Hörforschungszentrums, in dem alle Wissenschaftler ein technisch entsprechendes Umfeld vorfinden.

Die Erkenntnisse aus dieser Grundlagenforschung werden eines Tages möglicherweise zur Entwicklung eines Tinnitusmedikaments führen oder (und) Maßnahmen wie der Retrainingtherapie zu noch mehr Effektivität verhelfen können. Darüber hinaus sind auf dem Gebiet der Hörgeräteversorgung neue Entwicklungen im Gange, die sowohl die Verstärkertechnik betreffen als auch die verbesserte Ankoppelung an das Hörsystem. In absehbarer Zeit wird es möglich sein, Hörgeräte zu produzieren, die noch wirksamer die Sprache verstärken und dabei die Nebengeräusche unterdrücken. Bereits jetzt sind einige Geräte auf dem Markt, die vollständig digital arbeiten und einen Sprachprozessor, also ein Minicomputersystem, zu diesem Zweck benutzen.

Um eine bessere Ankoppelung einer Hörhilfe an das Hörsystem zu erreichen, werden derzeit erfolgversprechende wissenschaftliche Arbeiten in Hannover und Tübingen koordiniert. Möglicherweise kann in Zukunft eine Hörhilfe produziert werden, die mittels einer kleinen Operation direkt an die Gehörknöchelchen angekoppelt werden kann und so eine wesentlich bessere Leistungsfähigkeit und ein natürlicheres Hören mit der Hörhilfe garantieren wird.

Entwicklung eines Tinnitusmedikaments

Die Entwicklung eines Tinnitusmedikaments wird in absehbarer Zeit noch nicht gelingen. Die Tatsache, daß es sich beim Tinnitus nicht ausschließlich um einen Prozeß des Innenohres, sondern auch um einen zentralen Prozeß handelt, macht die Erforschung auf diesem Gebiet sehr kompliziert. Wie anfangs beschrieben, wird es möglicherweise ein Medikament sein, das die Verarbeitungsprozesse im Gehirn beeinflußt. Die große Schwierigkeit besteht darin, ein Medikament zu finden, das spezifisch nur im Hörsystem seine Wirkung entfaltet und nicht in anderen Gebieten des Gehirns.

Die Substanz, die derzeit in ihrer Anwendung beim Tinnitus genauer erforscht wird, ist das Lidocain. Dazu laufen pharmakologische Experimente in England mit dem Ziel, das Medikament in Tablettenform geben zu können. An der Universität Tübingen wird daran gearbeitet, mittels einer kleinen, durch Operation implantierten Pumpe im Ohr das Medikament lokal in das Innenohr fließen zu lassen. Diese Ansätze sind jedoch heute noch im experimentiellen Stadium, und ein Nutzen für die Tinnituspatienten ist noch nicht abzusehen. In Frankreich konzentriert sich die Forschung auf ein Medikament, das normalerweise bei Krampfanfällen gegeben wird. Aber auch bei dieser Substanz ist die Anwendung beim Tinnitus derzeit noch experimentell.

Tierexperimente

Entscheidend für die Erforschung von Medikamenten und deren Wirksamkeit auf das Hörsystem ist die Darstellung des Tinnitus im Tierversuch, bevor diese Medikamente beim Menschen eingesetzt werden können. Erfreulicherweise können die Tierversuche dank der heutigen präzisen Meßmethoden auf ein Minimum reduziert werden. Da die Forschung für ein Tinnitusmedikament nicht mit chirurgischen Maßnahmen verknüpft ist, müssen die Tiere auch nicht leiden. Im Gegenteil: um andere Krankheiten zu verhüten, werden die Tiere in einer gesünderen und artgerechteren Umgebung gehalten als in einer Zoohandlung.

Leider gibt es kein Tier, das direkt erkennen läßt, ob es einen Tinnitus hat oder nicht. Ein erfolgversprechendes System, das bereits seinen Nutzen bewiesen hat, wurde von JASTREBOFF entwickelt. Dank der Erkenntnisse aus den berühmten Experimenten von PAWLOW, der Hunden feste Verhaltensweisen anerziehen konnte (sog. Konditionierung), ist es JASTREBOFF gelungen, bei Ratten das Hörsystem der Tiere auf Geräuschwahrnehmungen und auch Tinnitus mit einem bestimmten Verhalten zu koppeln. Diese Experimente und die Grundlagen zur Ausbildung der Tiere sind jedoch äußerst komplex und anfällig gegenüber Störungen. Gegenwärtig ist es jedoch das einzige Tiermodell, dessen Nutzen in der Tinnitusforschung anerkannt wird.

Neben diesen verhaltensorientierten Beobachtungen bei Tieren wird versucht, Meßinstrumente zu entwickeln, mit denen ein Ohrgeräusch bei Tieren nachgewiesen werden kann. Hierbei handelt es sich um Ableitungen von Mikroströmen aus dem Hörsystem der Tiere. Möglicherweise wird auch die Weiterentwicklung bildgebender Verfahren (s. u.) den Nachweis von Tinnitus bei Tieren ermöglichen.

Neue bildgebende Verfahren

Die Entwicklung der Kernspintomographie beruhte auf der Sichtbarmachung elektromagnetischer Wellen des Wasserstoffatoms. Die Kernspintomographie ermöglicht es uns heute, Stoffwechselprozesse im Gehirn sichtbar zu machen. In mehreren Forschungszentren der Welt wird daran gearbeitet, ein Ohrgeräusch kernspintomographisch im Wahrnehmungszentrum des Hörsystems durch ein meßbares Signal darzustellen. Von hohem Interesse wird dabei auch sein, welche Nachbarzentren, wie z. B. das limbische System und der Hirnstamm, an der Tinnituserzeugung beteiligt sind. Damit wird man möglicherweise dem Entstehungsort eines Tinnitus näherkommen. Da diese Untersuchungsmethoden für den Patienten ungefährlich sind, werden diese Studien bereits beim Menschen durchgeführt. Die Untersuchungen sind jedoch sehr aufwendig und außerordentlich teuer. Zentren für diese Forschung befinden sich in England (Nottingham und London), in den USA (New York und Baltimore). In Deutschland ist es Arnold (Technische Universität München), der diesen wissenschaftlichen Fragestellungen nachgeht. Ein entsprechendes von der Deutschen Forschungsgemeinschaft unterstütztes Projekt läuft derzeit in Münster.

Verbesserung der Retrainingtherapie und Kontrolle der Ergebnisse

Ein Teil der Forschung besteht nicht nur darin, neue Methoden und Gedanken weiterzuentwickeln, sondern erprobte Therapieanwendungen in ihrer Wirksamkeit zu überprüfen. So ist es die Retrainingtherapie, die in England unter Hazell und in den USA unter Jastreboff hinsichtlich ihrer Weiterentwicklung und der Therapieergebnisse untersucht werden. Hierbei zeigt sich, daß die Erkenntnisse aus der Grundlagenforschung direkt in die Beratung des Patienten einfließen und die therapeutische Wirkung verbessern können: Je mehr der Patient über die Entstehung der Ohrgeräusche und ihre Beeinflußbarkeit durch das zentrale Hörsystem im Gehirn Bescheid weiß, um so eher wird die Desensibilisierung des Hörsystems eintreten können. Hazell und Mitarbeiter konnten bereits jetzt zeigen, daß mit der Retrainingtherapie gute Ergebnisse bezüglich der Behandlung des chronischen Tinnitus zu erwarten sind: eine laufende Studie ergibt eine Besserung der Tinnitusbelastung nach einer sechsmonatigen Retrainingtherapie in über 80% der Patienten. 31% der Patienten nehmen das Ohrgeräusch kaum noch wahr. Nach zwölfmonatiger Anwendung steigt die Besserungsrate auf 88%, und 40% der Patienten nehmen das Ohrgeräusch kaum noch wahr. Die aktuellen Untersuchungen konzentrieren sich auf die Frage, welche Elemente der Retrainingtherapie am nützlichsten zu sein scheinen, welche möglicherweise in ihrer Anwendung geändert werden sollen und auch, ob eine medikamentöse Unterstützung der Therapie sinnvoll ist.

Überprüfung der Akuttherapie

Forschungsarbeit ist nicht zwangsläufig verknüpft mit großen wissenschaftlichen Zentren, einem riesigen apparativen Aufwand und der Arbeit von Naturwissenschaftlern. Gerade die klinische Arbeit der Ärzte in Praxen und Krankenhäusern bildet nach wie vor das Fundament einer Therapie. Besonders die Auseinandersetzung mit der Akutphase des Tinnitus ist eine Aufgabe dieser Ärzte. Mit etwas Stolz darf behauptet werden, daß dank des hervorragenden Gesundheitssystems in Deutschland, Österreich und der Schweiz die Tinnituspatienten bezüglich dieser Phase am intensivsten und besten betreut werden. Dies ist auch ein Verdienst der Tinnitus-Liga. Während in den angloamerikanischen Ländern ein Ohrgeräusch in der Akutphase kaum beachtet und betreut wird, sind die Anstrengungen hierzulande enorm.

Der Einsatz der technisch und finanziell aufwendigen Mittel, wie z. B. der Druckkammer, aber auch die Behandlung eines akuten Tinnitus im Krankenhaus, verlangen von den Ärzten Rechenschaft über den Nutzen ihrer Therapie. Die hyperbare Sauerstofftherapie wird seit 1996 unter Leitung von LENARZ (Medizinische Hochschule Hannover) im Rahmen einer Studie hinsichtlich ihrer Wirksamkeit und der Frage nach den besten technischen und methodischen Voraussetzungen dieser Therapie untersucht. Weitere Forschungen beschäftigen sich mit der Frage, ob und mit welchen Medikamenten eine Infusionsbehandlung den besten Effekt in der Akutphase eines Ohrgeräusches bringt. Eine weitere Aufgabe wird sein, bereits in der Akutphase eines Tinnitus die Bedeutung der psychologischen Diagnostik und einer entsprechenden Therapie zu untersuchen. Erfolgversprechende Konzepte hierzu werden derzeit in Gemeinschaftsarbeit in Salzburg und Traunstein (ALBEGGER, GREIMEL, BIESINGER), in Köln und Bonn (von WEDEL/von WEDEL), in Oelde (BRINKMANN) und in Düsseldorf (STRAHL) erarbeitet. Ferner muß überprüft werden, inwieweit die Retrainingtherapie bereits in der akuten Phase eines Ohrgeräusches nicht nur die Elemente Beratung und Entspannungstechnik, sondern auch die Anwendung eines Geräuschgerätes umfassen sollte.

Weiterentwicklung des Cochlea-Implantates

Für eine kleine Gruppe von Tinnituspatienten mit an Taubheit grenzender Schwerhörigkeit wird in den kommenden Jahren gezeigt werden können, ob ein Cochlea-Implantat, eine Elektrode als Innenohrersatz, die derzeit bei völlig tauben Patienten eingesetzt wird, nutzbringend angewandt werden kann.

Audiologische Forschung

Bei einer kleinen Anzahl von Tinnituspatienten spielen möglicherweise die sogenannten spontanen Emissionen aus dem Innenohr eine Rolle bei der Tinnitusentstehung. Diese spontanen, aus dem Innenohr stammenden Geräusche können durch eine entsprechende Meßtechnik belegt werden. Die Frage ist immer noch offen, bei welchen Patienten solche otoakustischen Emissionen dem Ohrgeräusch entsprechen. Sie wird gegenwärtig in vielen audiologischen Zentren untersucht.

Insgesamt stimmen die aktuellen weltweiten Bemühungen zur Erforschung des Phänomens Tinnitus hoffnungsfroh. Vielleicht werden die Retrainingtherapie und die Weiterentwicklung von Medikamenten in den nächsten 10 Jahren eine entscheidende Besserung in der Behandlung des chronischen Ohrensausens bringen.

Schlußwort

Bei der heutigen Unsicherheit in der Behandlung des Tinnitus wird eine Vielfalt an Therapien angeboten, die in der Regel ungeprüft sind, denen aber der verzweifelte Tinnituspatient hoffnungsvoll entgegensieht. Aus meiner Sicht bleibt zu wünschen, daß Selbsthilfegruppen, Krankenkassen und andere helfende Organisationen ihre finanziellen Mittel nicht kritiklos in diesen Therapiedschungel investieren, sondern das Geld auch für die Forschung und für kritische und unabhängige Studien zur Erfolgskontrolle zur Verfügung stellen. Dies könnte dazu führen, daß Arzt, Patient und Kostenträger manche zunächst überschätzte Therapiemöglichkeit relativieren und daß Ordnung in die Tinnitusbehandlung zu bringen ist.

Anhang

Literatur

Für Patienten:

Hallam, R.: Leben mit Tinnitus. Rororo, München 1996

Tönnies, S.: Leben mit Ohrgeräuschen, 7. Aufl. Asanger, Heidelberg 1995

Svoboda, T.: So fühlen Sie sich frei von Ohrgeräuschen. Kösel, München 1995

Zur fachlichen Weiterbildung:

Feldmann, H.: Tinnitus. Thieme, Stuttgart 1992

Goebel, G. (Hrsg.): Ohrgeräusche, Psychosomatische Aspekte des komplexen chronischen Tinnitus. Quintessenz, München 1992

Selbsthilfeorganisationen

Deutsche Tinnitus-Liga
Postfach 349
42353 Wuppertal
Fax (0202) 4670932

Deutsche Tinnitus-Liga
Kontaktbüro Berlin:
Schiffbauerdamm 13
D-10117 Berlin
Telefon: (030) 2807876 + 2833768

Deutscher Schwerhörigenbund (DSB)
Schiffbauerdamm 13
D-10117 Berlin
Telefon: (030) 2807–877 oder 878

Vereinigung Akustikus-Neurinom e.V.
Vorsitzender: Prof. Dr. E. O. Schulz-Du-Bois
Brunnenweg 3b
D-24211 Preetz
Telefon: (04342) 5552

Ohrgeräusche (simuliert) unter Tel. (0202) 19701.

In Österreich

Österreichischer Schwerhörigenbund (ÖSB)
Referat Tinnitus
Radegunder Straße 10
A-8045 Graz
Telefon und Schreibtelefon:
(0043) 316/67–13–27

In der Schweiz

Schweizerische Tinnitus-Liga (STL)
Sekretariat
Meiengartenstraße 2
CH-8645 Jona
Telefon: (0041) 55/210–4279

Schleudertrauma-Verband
Ulrichstraße 14
CH-8032 Zürich
Telefon: (0041) 1/3885700

Private Druckkammerzentren

Verzeichnis der dem Bundesverband privater Druckkammerzentren gemeldeten Druckkammern. Stand 1. Juni 1996, laufende Änderungen sind möglich (Quelle: Bundesverband privater Druckkammerzentren, eigene Umfrage). Adressen nach Postleitzahlen geordnet.

Institut für hyperbare
Sauerstofftherapie
Matthiasstr. 7
10249 Berlin
0 30/4 55 17 08
12 Behandlungsplätze,
2 mit Sauerstoffmessung.
Konsiliarische HNO-Betreuung

HBO-SAN
Groninger Str. 27
13347 Berlin
0 30/4 55 17 08
12 Behandlungsplätze,
2 mit Sauerstoffmessung.
HNO-Betreuung konsiliarisch

DTL-Druckkammer-Therapiezentrum
Eulenweg 28
21337 Lüneburg
0 41 31/4 23 28
10 Behandlungsplätze mit Sauerstoffmessung. HNO-Betreuung konsiliarisch

Druckkammerzentrum Hamburg
AKH Barmberg
Rübenkamp 148
22307 Hamburg
0 40/63 27 34 34
16 Behandlungsplätze mit Sauerstoffmessung. HNO-Betreuung im Zentrum

Druckkammerzentrum Lübeck
Osterweide 10
23570 Lübeck
04 51/5 02 10 00
8 Behandlungsplätze mit Sauerstoffmessung. HNO-Betreuung konsiliarisch

Bremische Gesellschaft für Sauerstoff-Überdruck-Therapie
St. Jürgens-Str. 1
28205 Bremen
04 21/44 90 52
10 Behandlungsplätze,
4 mit Sauerstoffmessung.
HNO-Betreuung konsiliarisch

Zentrum für Tauch- und Überdruckmedizin
Ermlandstr. 55
28777 Bremen
04 21/6 00 75 77
9 Behandlungsplätze,
5 mit Sauerstoffmessung,
HNO-Betreuung im Zentrum

Druckkammerzentrum Hannover
Lister Kirchweg 43
30163 Hannover
05 11/9 65 66 10
10 Behandlungsplätze mit Sauerstoffmessung. HNO-Betreuung im Zentrum

Institut für Sauerstoffüberdruck-
therapie und Tauchmedizin
Heidsieker Heide 114
33739 Bielefeld
0 52 06/83 63
12 Behandlungsplätze,
6 mit Sauerstoffmessung.
Konsiliarische HNO-Betreuung

Zentrum für Tauch-
und Überdruckmedizin
Hansteinstr. 29
34121 Kassel
05 61/9 32 47 00
10 Behandlungsplätze mit Sauer-
stoffmessung, HNO-Betreuung
konsiliarisch

Zentrum für Tauch-
und Überdruckmedizin
Große Allee 3
34454 Arolsen
0 56 91/8 96 50
12 Behandlungsplätze mit Sauer-
stoffmessung. HNO-Betreuung
konsiliarisch

HBO-Zentrum Mittelhessen
Frankfurter Str. 90
35578 Wetzlar
0 64 41/7 44 56
Derzeit im Aufbau

Zentrum für hyperbare
Sauerstofftherapie
Neustadtring 30
38114 Braunschweig
05 31/57 50 22
12 Behandlungsplätze mit Sauer-
stoffmessung. HNO-Betreuung
konsiliarisch

Institut für Tauch-
und Überdruckmedizin
Universitätsplatz 4
39106 Magdeburg
und
39179 Ebendorf
Haldensleber Str. 9a
03 92 03/52 48
Derzeit im Aufbau

Sauerstoff-Therapiezentrum
Hansa-Allee 30
40547 Düsseldorf
02 11/57 05 83
12 Behandlungsplätze,
bis 9 mit Sauerstoffmessung,
HNO-Betreuung im Zentrum

Tauchmed Dortmund
Hoher Wall 9-11
44137 Dortmund
02 31/7 21 44 37–39
10 Behandlungsplätze mit Sauer-
stoffmessung. HNO-Betreuung im
Zentrum

Druckkammerzentrum
Mönchengladbach
Kontaktadresse:
Plauener Str. 46
44137 Dortmund
02 31/12 56 83
Derzeit im Aufbau

Tauchmed Essen
Kruppstr. 92
45145 Essen
02 01/22 10 25/26
10 Behandlungsplätze mit Sauer-
stoffmessung. HNO-Betreuung
konsiliarisch

HBO-Zentrum Euregio Aachen
Kackertstr. 11
52072 Aachen
Derzeit im Aufbau

IHS-Privatinstitut für Hyperbare Sauerstofftherapie
Arnoldsweilerstr. 23
52351 Düren
0 24 21/28 03 50
Derzeit im Aufbau

HBO-Zentrum Mittelrhein
Südstr. 19
53757 Sankt Augustin
0 22 41/20 53 48
10 Behandlungsplätze, jeweils mit Sauerstoffmessung. Konsiliarische HNO-Betreuung

Westfälisches Institut für Sauerstofftherapie
An der Barbaraklinik 4
59073 Hamm/Heessen
0 23 81/3 01 33
10 Behandlungsplätze mit Sauerstoffmessung. HNO-Betreuung im Zentrum

HBO-Zentrum Rhein-Main
Reifenbergerstr. 6
65719 Hofheim
0 61 92/50 62
10 Behandlungsplätze mit Sauerstoffmessung. HNO-Betreuung konsiliarisch

HBO-Zentrum Stuttgart
König-Karl-Str. 66
70372 Stuttgart
07 11/5 09 44 53
12 Behandlungsplätze,
4 mit Sauerstoffmessung.
HNO-Betreuung konsiliarisch

Druckkammerzentrum Stuttgart
DCS 1
Heilbronnerstr. 300
70469 Stuttgart
07 11/1 23 32 00
12 Behandlungsplätze,
10 mit Sauerstoffmessung.
HNO-Betreuung konsiliarisch

HBO-Zentrum Neckar-Franken
Talheimer Str. 32
74223 Flein/Heilbronn
0 71 31/5 96 70
12 Behandlungsplätze,
4 mit Sauerstoffmessung.
HNO-Betreuung konsiliarisch

Hyperbares Sauerstoffzentrum
Karlstr. 42
80333 München
0 89/54 82 31-0
12 Behandlungsplätze mit Sauerstoffmessung.
HNO-Betreuung konsiliarisch.
Notfallbereitschaft

Druckkammerzentrum Traunstein
Cuno-Niggl-Str. 3
83278 Traunstein
08 61/1 59 67
12 Behandlungsplätze mit Sauerstoffmessung, HNO-Betreuung im Zentrum

Institut für Hyperbar-
und Tauchmedizin Augsburg
Grüntenstr. 5
86316 Friedberg
08 21/78 23 43
Derzeit im Aufbau

Druckkammerzentrum Augsburg
Am Brunnenfeld 15
86356 Neusäß-Steppach
08 21/48 34 00
Derzeit im Aufbau

TST-Tagesklinik
Albrechtstr. 70
88045 Friedrichshafen
0 75 41/2 60 45
8 Behandlungsplätze,
keine Sauerstoffmessung.
HNO-Betreuung konsiliarisch

Institut für Hyperbar-
und Tauchmedizin
Oberer Eselsberg 45/1
89081 Ulm
07 31/5 33 33
20 Behandlungsplätze, 1 mit Sauerstoffmessung. Konsiliarische HNO-Betreuung

Euro-Med-Clinic, HBO-Abteilung
Europa-Allee 1
90763 Fürth
09 11/9 71 45 41
11 Behandlungsplätze,
4 mit Sauerstoffmessung,
HNO-Betreuung konsiliarisch

Tinnitus-Kliniken

Die folgende Aufstellung stellt ausdrücklich nur den Versuch dar, die derzeitigen Tinnituskliniken und Institute zu katalogisieren.

Dabei besteht keine Garantie auf Vollständigkeit, da sich derzeit ein ausgeprägter Wandel auf diesem Gebiet vollzieht. Ausgenommen sind die Kliniken, die am 1. 4. 1996 der Deutschen Tinnitus-Liga gemeldet waren. Laufend entstehen neue Kliniken, die den Anspruch erheben, Tinnituspatienten helfen zu können. Leider gibt es zur Zeit noch keine objektiven Kriterien, mit deren Hilfe die Qualität der angebotenen Behandlung beurteilt werden kann.
NT = Neuraltherapie, AP = Akupunktur, AT = Autogenes Training, MJ = Muskelentspannung nach Jacobson, H = Homöopathie, Chi = Chirotherapie, VT = Verhaltenstherapie

Klinik Schwedenstein
Obersteinaer Weg
01896 Pulsnitz
Therapieansatz vorwiegend psychosomatisch. *Betten* für Tinnituspatienten: 22. *Versorgungsvertrag*, LVA/BfA/Beihilfeberechtigt. *Psychotherapieformen*: Kognitive Verhaltenstherapie, tiefenpsychologische Verfahren. Anzahl Diplompsychologen 1. *Naturheilverfahren* NT, AP. *Entspannungstechniken* AT, MJ, Feldenkrais, »Tinnitus-Körpertherapie«. *Klangtherapien*: Tinnicur 3000. *HNO-Arzt* in der Einrichtung, *Hörgeräteakustiker* im nächsten Ort. *Anzahl Ärzte* 2

Medizinisch-psychosomatische Klinik
Birkenweg 6
24576 Bad Bramstedt
Therapieansatz psychosomatisch. *Betten* für Tinnituspatienten 37. *Versorgungsvertrag*, LVA/BfA/Beihilfeberechtigt. *Psychotherapieformen* VT, Gestalttherapie. Anzahl Diplompsychologen 4. *Naturheilverfahren* AP. *Entspannungstechniken* AT, MJ, Biofeedback. *HNO-Arzt* am Ort, *Hörgeräteakustiker* konsiliarisch. *Anzahl Ärzte* 4

Brunnenklinik
Blombergstr. 9
32805 Horn-Bad Meinberg
Therapieansatz psychosomatisch. *Betten für Tinnituspatienten* 64. *Versorgungsvertrag*, LVA/BfA/Beihilfeberechtigt. *Psychotherapieformen* Tiefenpsychologische Verfahren, VT, Hypnose. *Anzahl Diplompsychologen* 4,5 Stellen. *Naturheilverfahren* NT. *Entspannungstechniken* AT, MJ. *Klangtherapien* Lambdoma. *HNO-Arzt* und *Hörgeräteakustiker* am Ort. *Anzahl Ärzte* 4.

Klinik am Park
Wällenweg 46
32805 Horn-Bad Meinberg
Therapieansatz polypragmatisch. *Betten für Tinnituspatienten* 60. *Versorgungsvertrag* in Verhandlung. Nicht LVA/BfA berechtigt. Beihilfeberechtigt. *Psychotherapieformen* Kognitive Verhaltenstherapie, Hypnose. *Anzahl Diplompsychologen* 3. *Naturheilverfahren* AP, Chi, H, Kinesiologie, Störfeldtherapie, Biophysik, Feldenkrais. T'ai Chi, Qi Gong. *Entspannungstechniken* Hypnosuggestive Tiefenentspannung. *Klangtherapien* Samonas/Stein. *HNO-Arzt* und *Hörgeräteakustiker* am Ort. *Anzahl Ärzte* 3.

Klinik Große Allee
34454 Arolsen
Therapieansatz psychosomatisch. *Betten für Tinnituspatienten* 61. Versorgungsvertrag, LVA/BfA/Beihilfeberechtigt. *Psychotherapieformen* VT, Gesprächstherapie, körperorientierte Verfahren. *Anzahl Diplompsychologen* 7. *Naturheilverfahren* H, AP, Kraniosakraltherapie. *Entspannungstechniken* AT, MJ, T'ai Chi. *Klangtherapien* Hör- und Wahrnehmungstraining. *HNO-Arzt* und *Hörgeräteakusti-*

ker in der Einrichtung. *Anzahl Ärzte* 8.

Gelderland Klinik
Clemensstr.
47608 Geldern
Therapieansatz psychosomatisch. *Betten für Tinnituspatienten* 8. *Versorgungsvertrag*, LVA/BfA/Beihilfeberechtigt. *Psychotherapieformen* Kognitive VT, Tiefenpsychologische Therapie. *Entspannungstechniken* MJ. *HNO-Arzt* und *Hörgeräteakustiker* am Ort.

Klinik Werscherberg
Am Werscherberg
49143 Bissendorf
Therapieansatz psychosomatisch. *Betten für Tinnituspatienten* 14. *Versorgungsvertrag*, LVA/BfA/Beihilfeberechtigt. *Psychotherapieformen* Kognitive Therapie, Gestalttherapie. *Anzahl Diplompsychologen* 2. *Naturheilverfahren* AP, Kneipp. *Entspannungstechniken* AT, MJ, Qi Gong. *Klangtherapien* Tinnicur 3000, Hör- und Wahrnehmungstraining. *HNO-Arzt* und *Hörgeräteakustiker* in der Einrichtung. *Anzahl Ärzte* 2.

Klinik Paulus
Arnoldsweiler Str. 21
52351 Düren
Therapieansatz polypragmatisch. *Betten für Tinnituspatienten* 15. *Versorgungsvertrag*, LVA/BfA/Beihilfeberechtigt. *Psychotherapieformen*, *Naturheilverfahren* ja (keine näheren Angaben). *Entspannungstechniken* AT, MJ. *HNO-Arzt* in der Einrichtung, *Hörgeräteakustiker* am Ort. Anzahl Ärzte 5.

Klinik Baumrain
Lerchenweg 8
57319 Bad Berleburg
Therapieansatz psychosomatisch. *Betten für Tinnituspatienten* 15. *Versorgungsvertrag*, LVA/BfA/Beihilfeberechtigt. *Psychotherapieformen* VT, Rollenspiel, Maltherapie. *Anzahl Diplompsychologen* 6. *Naturheilverfahren* AP, Manuelle Therapie, Reittherapie, Kneipp, Fußreflexzonenmassage. *Entspannungstechniken* AT, MJ, Biofeedback. *HNO-Arzt* und *Hörgeräteakustiker* am Ort. *Anzahl Ärzte* 21 (gesamte Klinik).

Klinik Bosenberg
Am Bosenberg
66606 Wendel
Therapieansatz psychosomatisch. *Betten für Tinnituspatienten* 50 (innerhalb Fachklinik für Innere Krankheiten). Kein *Versorgungsvertrag*. LVA/BfA/Beihilfeberechtigt. *Psychotherapieformen* VT, Gesprächstherapie, Gestalttherapie, Hypnose, Hirnleistungstraining. *Anzahl Diplompsychologen* 4. *Naturheilverfahren* AP, Feldenkrais, Spinaltherapie, Krankengymnastische Techniken. *Entspannungstechniken* AT. MJ, Biofeedback. *Klangtherapien* ja. *HNO-Arzt* und *Hörgeräteakustiker* in der Einrichtung. *Anzahl Ärzte* 18.

Rehaklinik
Kolonie 5
77787 Nordrach-Klausenbach
Therapieansatz polypragmatisch. Kein *Versorgungsvertrag.* LVA-Baden/BfA/Beihilfeberechtigt. *Psychotherapieformen* Hirnleistungstraining, VT. *Anzahl Diplompsychologen* 2. *Naturheilverfahren* Hyperbare Sauerstofftherapie, Lasertherapie, Manuelle Therapie. *Entspannungstechniken* AT, MJ. *HNO-Arzt* und *Hörgeräteakustiker* am Ort. *Anzahl Ärzte* 10

Klinik Bernried
Am Springbrunnen
82347 Bernried
Therapieansatz psychosomatisch, polypragmatisch. *Betten für Tinnituspatienten* 15. *Versorgungsvertrag*. Nicht LVA/BfA berechtigt. Beihilfeberechtigt. *Psychotherapieformen* VT, Gesprächstherapie, Hypnose. *Anzahl Diplompsychologen* 5. *Naturheilverfahren* Bioenergetik, Akupressur. *Entspannungstechniken* Yoga, Atemtechnik, AT, MJ, Meditation, Biofeedback. *Klangtherapien* Musiktherapie nach Tomatis, Wahrnehmungstraining. *HNO-Arzt* und *Hörgeräteakustiker* am Ort. *Anzahl Ärzte* 6.

Psychosomatische Klinik
Roseneck
83209 Prien
Therapieansatz psychosomatisch. *Betten für Tinnituspatienten* 25 (derzeit in Erweiterung). *Versorgungsvertrag*, LVA/BfA/Beihilfeberechtigt. *Psychotherapieformen* Kognitive VT, Gesprächstherapie. *Naturheilverfahren* NT. *Entspannungstechniken* Bewegungserfahrung, MJ, Biofeedback. *HNO-Arzt* und *Hörgeräteakustiker* am Ort.

Psychosomatische Klinik
Schützenstr. 16
86949 Windach
Therapieansatz psychosomatisch. *Betten für Tinnituspatienten* 8-10. *Versorgungsvertrag*. Nicht LVA/BfA berechtigt. Beihilfeberechtigt. *Psychotherapieformen* Gestalttherapie, Kognitive Therapie. *Anzahl Diplompsychologen* 2. *Entspannungstechniken* MJ und eigene Techniken. *HNO-Arzt* und *Hörgeräteakustiker* am Ort. *Anzahl Ärzte* 5.

Klinik Wollmarshöhe
Wollmarshofen 14
88285 Bodnegg
Therapieansatz polypragmatisch. *Betten für Tinnituspatienten* 6. Kein *Versorgungsvertrag*, nicht LVA/BfA berechtigt. Beihilfeberechtigt. *Psychotherapieformen* Kognitive Therapie, Gestalttherapie, Hypnose. *Anzahl Diplompsychologen* 1. *Naturheilverfahren* Sauerstoff-Mehrschritt-Therapie, H, Akupunktmassage, Energetisch-statische Therapie nach Radloff, Musiktherapie. *Entspannungstechniken* AT, MJ, eigene Techniken. *HNO-Arzt* und *Hörgeräteakustiker* am Ort.

Klinik La Clematis
Schulweg 10
94051 Hauzenberg
Therapieansatz polypragmatisch. *Betten für Tinnituspatienten* 25. Kein *Versorgungsvertrag*, nicht LVA/BfA berechtigt. Beihilfeberechtigt. *Psychotherapieformen* Tiefenpsychologische Verfahren, Konzentrative Bewegungstherapie, Gestalttherapie, katathymes Bilderleben. *Anzahl Diplompsychologen* 0. *Naturheilverfahren* AP, NT, Holistische Medizin, Sauerstofftherapie, Lasertherapie, Magnetfeldtherapie, Schröpfen, Akupunktmassage, Fußreflexzonenmassage, Kinesiologie. *Entspannungstechniken* AT, MJ, Qi Gong, Atemtherapie. *HNO-Arzt* in der Einrichtung. *Anzahl Ärzte* 3

In Österreich:

Sanatorium Dr. Edlinger
Jahnweg 4
A-8330 Feldbach
Therapieansatz polypragmatisch. *Betten für Tinnituspatienten* 15. Unterstützung durch *Krankenkassen* im ambulanten, teilweise auch im stationären Bereich. *Psychotherapieformen* Kognitive Verfahren, tiefenpsychologische Verfahren. *Anzahl Diplompsychologen* 2. *Naturheilverfahren* Chirotherapie, Iontophorese, Elektrotherapie, AP, Physikalische Medizin, Elektroakupunktur, modif. Lasertherapie. *Entspannungstechniken* AT. *Klangtherapien* nach Stein. *HNO-Arzt* und *Hörgeräteakustiker* in der Einrichtung. *Anzahl Ärzte* 4.

Gerätehersteller

Audio Service GmbH
Postfach 1919
32009 Herford
Derzeit noch keine Geräte dieser Firma auf dem Markt. Geräuschgeräte, Masker, Kombinationsgeräte teils in Entwicklung.

Hansaton Akustik GmbH
Stückenstr. 48
22081 Hamburg
IO- und HdO-Geräte, auch Kombination mit Hörgeräten.

Auric Hörsysteme
Osnabrückerstr. 4–6
48429 Rheine
Geräuschgeräte und Kombinationsgeräte für die Retrainingstherapie.

Siemens Audiologische Technik GmbH
Gebbertstr. 125
91058 Erlangen
Keine speziellen Geräuschgeräte, jedoch besteht die Möglichkeit, bei fast allen IdO- und HdO-Geräten einen Rauschgenerator einzubauen.

Starkey Laboratories GmbH
Rugenbarg 69
22801 Hamburg/Norderstedt
HdO-Tinnitus-Masker TM3: reines Geräuschgerät, für verschiedene Frequenzbereiche getrennt regelbar. Kein separater Ein- und Ausschalter.

Viennatone GmbH und Co OHG
Vahrenwalderstr. 219 A
30165 Hannover
Mit dem Viennatone »AM/TI« (HdO-Gerät) liegen aus England und USA die meisten Erfahrungen vor. Konzipiert für die Retrainingtherapie. Die HdO-Versorgung bietet einen guten Sitz des Gerätes. Ein- und Ausschalter mit getrenntem Lautstärkeregler.

Das IdO-Gerät 432-Ti-M ist nicht zur »offenen« Versorgung konzipiert und schließt den Gehörgang ab. Deshalb ist das Hörvermögen etwas eingeschränkt. Die Verbindung mit Hörgeräten (HdO-Geräte) ist über eine Anschlußmöglichkeit und Ansteckmasker 116 Ti gegeben.

Alternative Heilverfahren: Kontaktadressen

Akupunktur

In Deutschland

Deutsche Ärztegesellschaft für Akupunktur e.V.
Raglowichstr. 14
89637 München

In der Schweiz

Schweizerische Ärztegesellschaft für Akupunktur
Industriering 34
CH-8134 Adlieswiel

In Österreich

Österreichische wissenschaftliche Ärztegesellschaft für Akupunktur
Schwindgasse 3
A-1040 Wien

Hypnose

In Deutschland

Arbeitsgemeinschaft für Hypnosetherapie e.V.
Johannes-Müller-Str. 50
50735 Köln

In Österreich

Österreichischer Bundesverband für Hypnotherapie
Rosenbursengasse 8/3/7
A-1010 Wien

Manuelle Therapie

Ärzteorganisationen

In Deutschland

Deutsche Gesellschaft für Manuelle Medizin
(FAC) e. V.
Heerstr. 162
D-56154 Boppard
Tel: 06742–80010

In Österreich

Österreichische Gesellschaft für Manuelle Medizin
Speisingerstr. 109
A-1134 Wien
Tel.: 0043–1–80182533

In der Schweiz

Schweizerische Gesellschaft für Manuelle Medizin
Schulthesklinik
CH-8008 Zürich
Tel.: 0041–1–3857171

Krankengymnasten

In Deutschland

Deutscher Verband für Physiotherapie
Postfach 210280
50528 Köln
Tel.: 0221–981027–0

In Österreich

Verband der diplomierten Physiotherapeuten
Giessergasse 6/7
A-1090 Wien
Tel.: 0043–1–4087577

In der Schweiz

Schweizer Verband der Physiotherapeuten
Oberstadt 11
CH-6204 Sempach-Stadt
Tel.: 0041–41–4627060

Sachverzeichnis